羊爸爸

漫畫中醫育兒

羊爸爸　S.Yan　著／繪

萬里機構

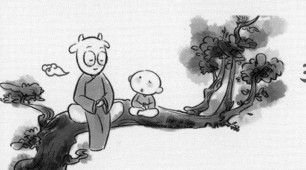

推薦序

　　接到羊爸爸寫序的邀請後，我認真地把書稿看了幾遍。老實講，對於我這樣一個小時候鍾情米奇老鼠、花仙子、藍精靈、阿茲貓（阿沙）⋯⋯現在喜歡海綿寶寶、灰太狼、小鯉魚歷險記、哪吒之魔童降世等動漫人物的資深漫迷而言，這本漫畫書的故事情節和畫面算不上十分有趣，但是看得出來十分真誠和用心。

　　那個頭上長着兩隻角，穿着土黃袍子的羊爸爸，超級像一個中醫精靈。此中醫精靈，在每一次寶寶健康出現問題的時候，就忽爾跳出來，先耐心講解一番道理，再接着叨叨解決方案。

　　無論是過去還是現在，很多人都認為中醫難學，也不容易說明白。這種誤解，阻礙了中醫的傳播、學習與使用。

　　中醫不是玄學，中醫人人可學、家家能用。正如這本漫畫書對傳統的中醫枯燥學習模式做出了認真的創新、耐心的講解、細緻的描繪一樣，羊爸爸在中醫育兒領域的不斷努力，也詮釋着中醫的特質和當代中醫普及者的精神。

　　書裏面涉及的很多問題十分常見，解決辦法經過驗證，講的道理是地道的中醫道理。不過，希望羊爸爸下次再出動漫作品，無論是書還是有聲讀物、動畫片的時候，能換身時尚一點兒的衣服。

　　序的最後，想問羊爸爸，羊媽媽到哪裏去了？為甚麼從來沒有見過她？或者她不是一隻羊，而是貓咪？這可能也是很多羊爸爸的讀者和粉絲想問的。

閲素靈

中醫學和心理學雙博士

道醫和道家灸法傳承人

致力於傳統中醫的繼承與推廣

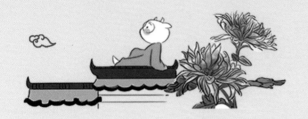

自序

2017 年，我的孩子出生了。

有幸，在這一年，我接觸了中醫。

每個孩子都是帶着「禮物」來到我們身邊的。他最初帶來了腸絞痛，後來是濕疹和時不時的感冒、發燒和積食。

因為孩子，我毅然地投入到育兒知識的海洋裏，也正是這時候接觸到了中醫，接觸到了羊爸爸中醫育兒。我，欣喜若狂，無比感恩。從那時候開始一直到現在，到將來，我都堅信，中醫這條路是我最正確的選擇。

我從一個回奶都會哭的新手媽媽，變成現在衣食住行等方面都可以很淡定的佛系媽媽，正是基於不斷的熱愛和學習。

在羊爸爸育兒漫畫的原創初期，主管紅紅提出來，為了惠及更多的新手父母，要用漫畫的方式來宣傳，我們一拍即合，從此走上了中醫育兒漫畫的創作之路。

漫畫的主角，有冷靜沉着、遇事不慌，始終給我們答疑解惑的羊爸爸，有以師兄大曹為原型、詼諧搞笑的中醫小白爸爸，還有可愛的小豆包和認真好學的媽媽。

用漫畫表達中醫知識，對我來說是非常神奇的旅程。在漫畫中，我把各種風邪轉化成小精靈，再讓身體的正氣與之對抗等，使中醫術語顯得活潑有趣。這也讓很多不懂中醫、覺得中醫很難的讀者發現，其實中醫就是把所學應用到生活中，為我們的身體健康服務的。

我也接觸過很多媽媽，她們通過學習中醫育兒，逐漸變得不那麼焦慮了。她們對孩子的情志狀態、身體情況瞭如指掌，通過使用各種食療和小兒推拿、艾灸等方法，把疾病扼殺在搖籃裏，大大減少了孩子生病的次數。

希望這本漫畫書能帶給你實用的知識，讓你輕鬆快樂學習，搞懂孩子的身體，理解自己的心，過平和的生活，享受當下。

　　感謝羊爸爸的「粉絲」，感謝你們對漫畫的喜愛，沒有你們就沒有這本書的出版。

　　感謝羊爸爸——楊千棟先生，給我們提供自由創作和「粉絲」學習、交流的平台。感謝大喜對漫畫人物和風格的完善。感謝莎拉提供最初的形象設計和腳本指導，讓我在自由發揮的同時經常拉我一把。感謝紅紅的一個念頭，一個念頭走出一條路，有了今天的上百篇漫畫。感謝杜陽醫生的耐心指導，對醫理的反覆推敲和對腳本的審核。感謝柱子的文采，文中的「闡述」部分和文末的「讀者問答」、「名詞解釋」部分都是他用心整理編寫的。感謝小雅對「羊爸爸」微信公眾號相關文章的編輯和排版，讓漫畫看起來總是那麼賞心悅目。感謝內地版盡心盡責的編輯梁老師，反覆修正漫畫的文字和畫面，不厭其煩地與我交流。還要感謝羊爸爸作者團隊，「闡述」部分內容摘自他們的文章，讓這本書有更多乾貨、更出彩。

　　有了大家的努力，才讓更多的爸爸媽媽們看到這本書。我也堅信，愛出者愛返，福往者福來。

S. Yan

角色介紹

在山的那邊有一個羊羊鎮，羊羊鎮裏有個羊爸爸，羊爸爸一直和三口之家住在一起。這個三口之家裏，有一個可愛的孩子，叫豆包。豆包出生以來，因為脾虛，所以體弱多病，真是愁壞了爸爸媽媽，幸好有羊爸爸一直陪伴着……

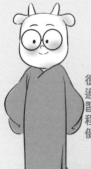

羊爸爸

很多年前的一個夜晚，天空劃過一顆流星，羊爸爸開始了研習中醫、探尋生命奧秘的旅程，立志要守護孩子們的身心健康，陪伴他們成長。

爸爸趙大海

性格活潑，直接，偶爾犯錯，雖然不懂中醫，卻信任媽媽和羊爸爸，一直在背後默默地支持他們。頭禿的男人還是很可愛的。

媽媽安小雲

心思細膩，美貌善良。受羊爸爸影響，很信任中醫，也一直在學習中醫。喜歡做筆記，也喜歡折騰爸爸，把爸爸當成「實驗對象」。一心為了孩子的健康着想，不希望孩子打針輸液。

豆包

天真可愛，有點脾虛，有點膽小，時不時地感冒發燒折騰媽媽，喜歡黏着羊爸爸。

目錄

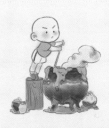

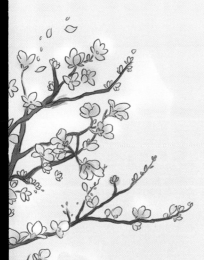

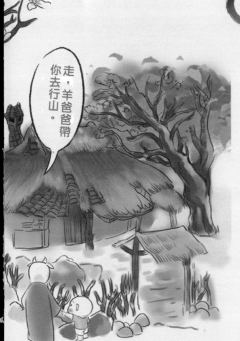

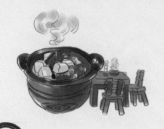

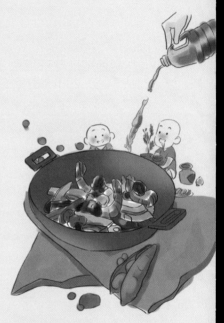

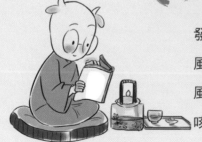

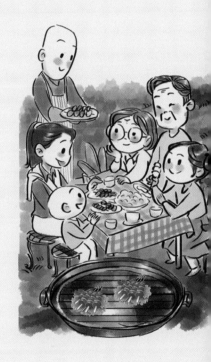

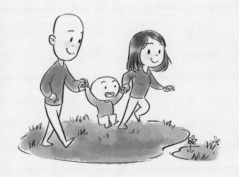

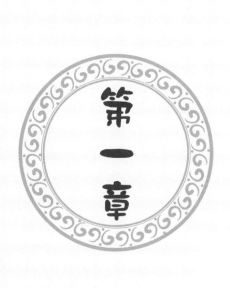

第一章

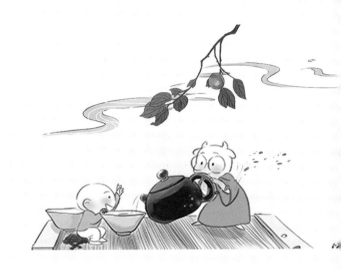

認識
孩子的身體

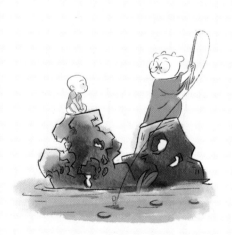

中醫說「吃喝排睡」

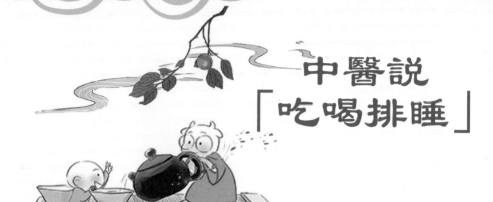

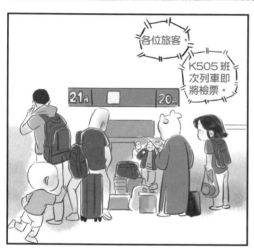

各位旅客，

K505班次列車即將檢票。

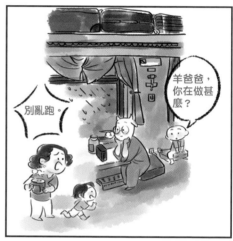

別亂跑。

羊爸爸，你在做甚麼？

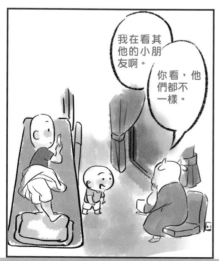

我在看其他的小朋友啊。

你看，他們都不一樣。

寶寶，你可真棒，來，再吃一碗。

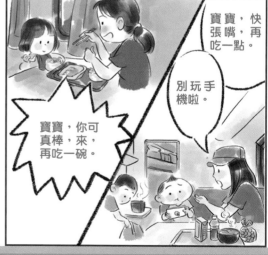

寶寶，快張嘴，再吃一點。

別玩手機啦。

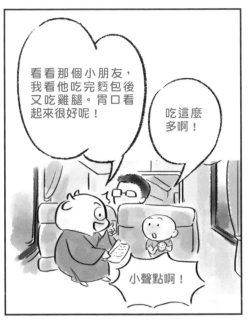

看看那個小朋友，我看他吃完麵包後又吃雞腿。胃口看起來很好呢！

吃這麼多啊！

小聲點啊！

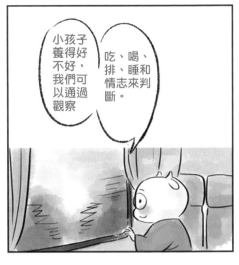

小孩子養得好不好，我們可以通過觀察

吃、喝、排、睡和情志來判斷。

一、關於「吃」

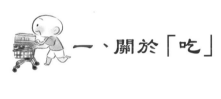

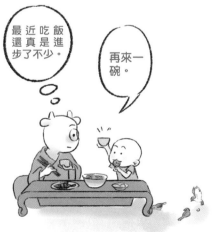

最近吃飯還真是進步了不少。

再來一碗。

正常的孩子：知飽知不飽，餓了會叫，吃夠了就主動不吃。

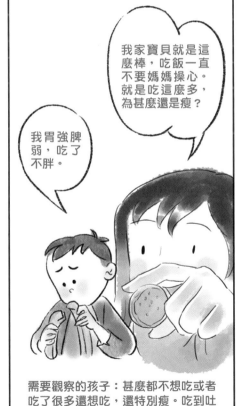

我家寶貝就是這麼棒，吃飯一直不要媽媽操心。就是吃這麼多，為甚麼還是瘦？

我胃強脾弱，吃了不胖。

需要觀察的孩子：甚麼都不想吃或者吃了很多還想吃，還特別瘦。吃到吐還在吃的孩子，脾胃功能不是太好，身體需要的養分不夠，所以才通過不斷地吃來補充自己。

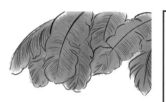

二、關於「喝」

正常的孩子：知渴知不渴，水杯放在那裏，自己會去拿。

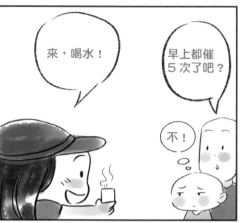

來，喝水！

早上都催5次了吧？

不！

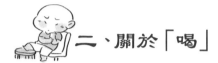

羊爸爸，乾杯！

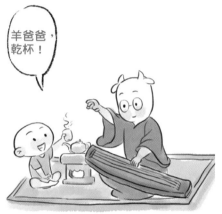

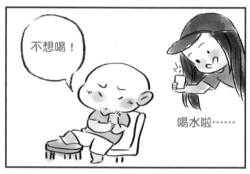

不想喝！

喝水啦……

需要觀察的孩子：整天都不怎麼喝水，考慮是太陰體質，水液運化能力差，身體不缺水，「水飲」重。

羊爸爸，為甚麼媽媽總是讓我喝水？

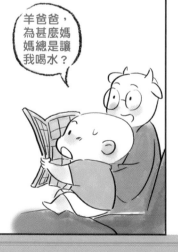

三、關於「排」

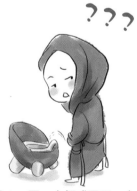

正常的孩子：一天一大便或兩天一大便，排的時候不費勁，偏黃或褐色；晨起尿液偏黃是正常的，不會味重、清長。

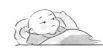

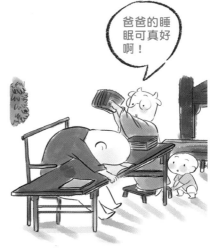

> 爸爸的睡眠可真好啊!

正常的孩子:一覺到天亮,沒夜尿,不尿床,醒來情緒良好。

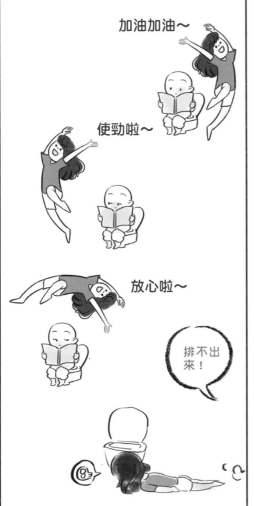

需要觀察的孩子:三四天大便一次或大便乾硬、軟爛、黏馬桶。要考慮孩子的飲食,是吃得雜了還是吃得不消化了?大便最能反映孩子健康狀態,所以當個合格的「檢屎官」是非常重要的。

加油加油~

使勁啦~

放心啦~

> 排不出來!

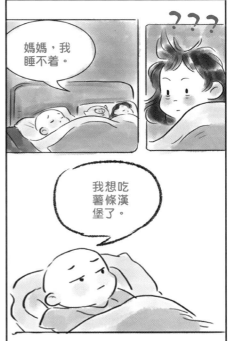

> 媽媽,我睡不着。

???

> 我想吃薯條漢堡了。

需要觀察的孩子:入睡困難,睡着後易翻滾,翹屁股睡覺。所謂「胃不和則臥不安」,要反思最近的飲食。

所以我們採用觀察孩子的「反饋式餵養」。孩子只要有不對勁，睡眠和大便會最先表現出來。

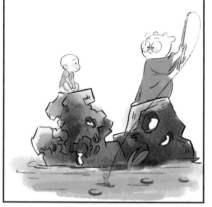

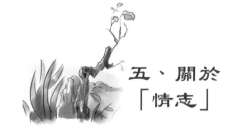

五、關於「情志」

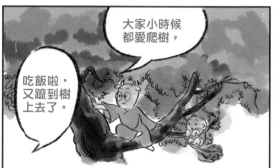

大家小時候都愛爬樹。

吃飯啦，又躥到樹上去了。

正常的孩子：三歲以前的孩子，一般通過哭鬧來表達自己的痛苦。大人要理解孩子，站在孩子的角度去觀察孩子真正的需求。孩子一般比較簡單，氣機暢通，平常都是很開心的狀態。

今天你必須洗碗、拖地、做飯。

我偏不！

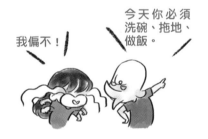

需要觀察的孩子：家庭不和睦，經常被大人責罵，很容易大哭大鬧。這樣的孩子容易肝氣鬱結。

到站了！

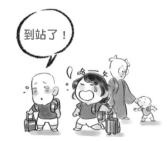

幼而徇齊，長而敦敏。

——《黃帝內經》

【判斷小朋友身體正常的標準】

1. 知飢知飽：有正常的食慾，但是飽了就不再吃了。

2. 知渴知不渴：生病的時候特別不想喝水，或者特別想喝水，都可以作為判斷病情的依據。有時候確實不想喝水，就不用給孩子喝，因為消化吸收水液也需要消耗氣血，需要脾胃去運化。

3. 一覺到天亮：這個許多小孩都做不到（母乳餵養的小孩夜間吃奶是正常的），睡眠不安、到處翻動是常見現象，一般是腸胃的問題，「胃不和則臥不安」。

4. 頭冷腳熱：正常時整個頭的溫度應該是均勻的，偏冷不燙，白天受運動、吃東西等影響可能偏熱，但夜晚都會涼下來。

5. 正常大小便：正常的大便每天一次，成形、偏黃色不臭，拉出來時不靠近是聞不到臭味的；有許多小孩的大便長期都臭，可能已有腸胃問題，或是餵養失當導致的。

6. 性反應：男孩早上起來「一柱擎天」（晨勃）。

7. 女孩初潮年齡在 12 歲左右：太早來，如 8、9 歲，孩子可能是性早熟；太遲來，如 16 或 17 歲，是發育遲緩。這兩種情況，都需要去找醫生確認。

　　上面這幾點，簡單地說就是吃、喝、排、睡。只要這些是正常的，孩子的身體就是正常的。這幾個標準對於絕大部分孩子都適用。

　　另外，如果孩子生病了，在治療的過程中，我們也可以通過吃、喝、排、睡的情況來判斷治療的方向是否正確。如果孩子上述情況逐漸趨向正常，那麼治療的方向基本上就是正確的，否則治療的方向就可能是錯誤的。

身體裏住着
上焦、中焦
和下焦

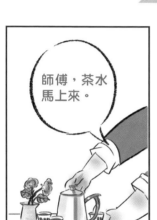

師傅，茶水馬上來。

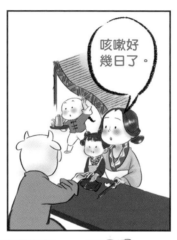

咳嗽好幾日了。

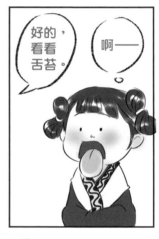

好的，看看舌苔。

啊——

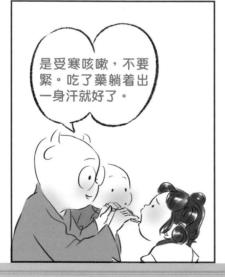

是受寒咳嗽，不要緊。吃了藥躺着出一身汗就好了。

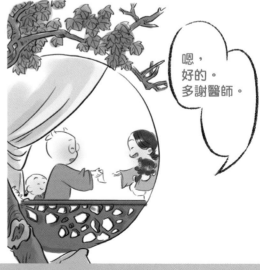

嗯，好的。多謝醫師。

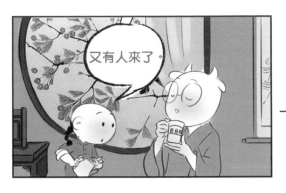

又有人來了。

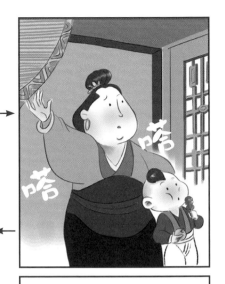

嗒 嗒

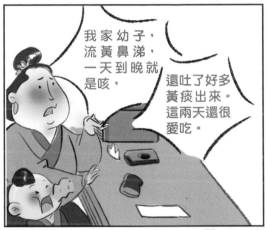

我家幼子，流黃鼻涕，一天到晚就是咳，

還吐了好多黃痰出來。這兩天還很愛吃。

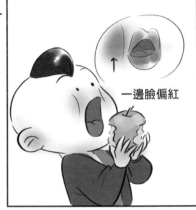

眼前的小傢伙，手拿着蘋果在吃，嘴唇看起來比常人的紅，一邊臉也是紅彤彤的。

一邊臉偏紅

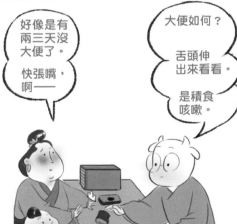

好像是有兩三天沒大便了。

快張嘴，啊——

大便如何？

舌頭伸出來看看。

是積食咳嗽。

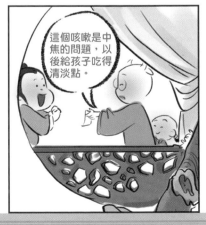

這個咳嗽是中焦的問題，以後給孩子吃得清淡點。

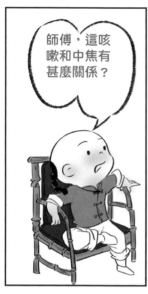

師傅，這咳嗽和中焦有甚麼關係？

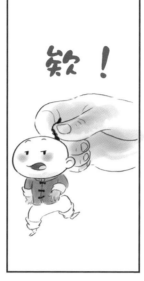

欸！

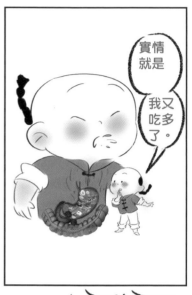

實情就是

我又吃多了。

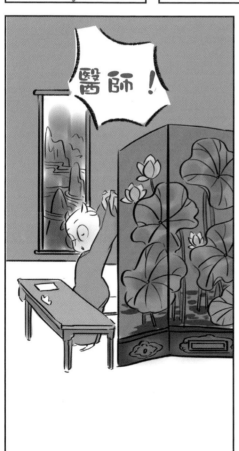

醫師！

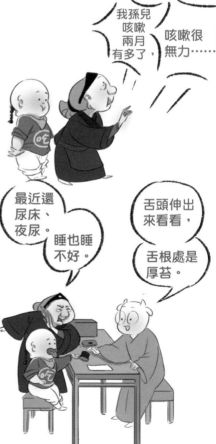

我孫兒咳嗽兩月有多了，

咳嗽很無力⋯⋯

最近還尿床、夜尿。

睡也睡不好。

舌頭伸出來看看，

舌根處是厚苔。

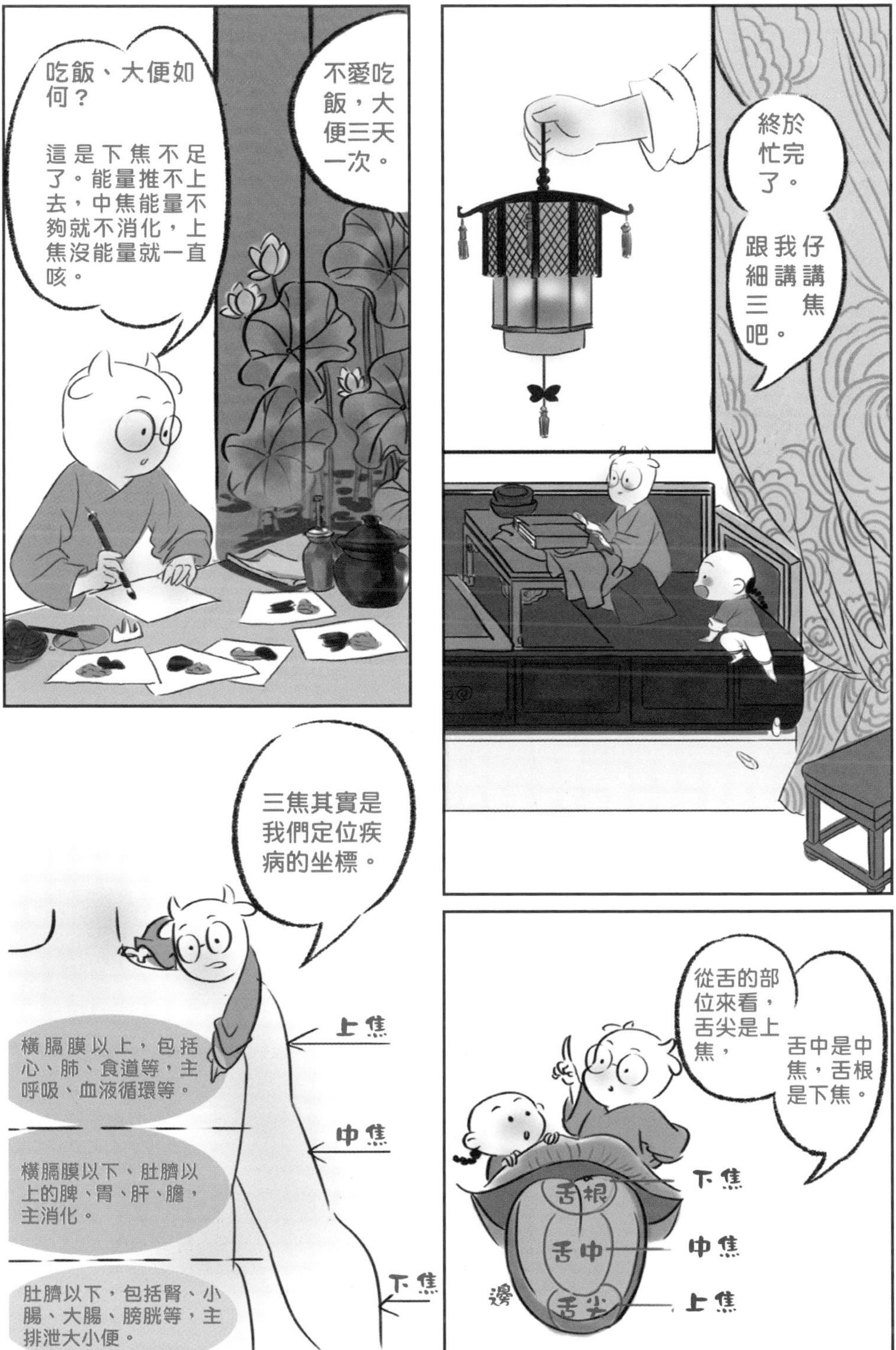

吃飯、大便如何？

這是下焦不足了。能量推不上去，中焦能量不夠就不消化，上焦沒能量就一直咳。

不愛吃飯，大便三天一次。

終於忙完了。

仔細講講三焦吧。

跟我講講三焦吧。

三焦其實是我們定位疾病的坐標。

橫膈膜以上，包括心、肺、食道等，主呼吸、血液循環等。

橫膈膜以下，肚臍以上的脾、胃、肝、膽，主消化。

肚臍以下，包括腎、小腸、大腸、膀胱等，主排泄大小便。

上焦

中焦

下焦

從舌的部位來看，舌尖是上焦，

舌中是中焦，舌根是下焦。

舌根 ── 下焦

舌中 ── 中焦

舌邊

舌尖 ── 上焦

這麼說，流鼻涕感冒是上焦的問題，但是如果加上積食，就是消化系統，也就是中焦的問題嗎？

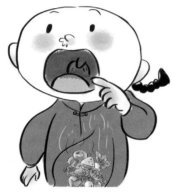

所以就會有尿床、睡眠、精神、

消化不好的問題。

那剛才咳嗽了兩個月、

舌根處苔厚膩的，就是下焦的問題了。

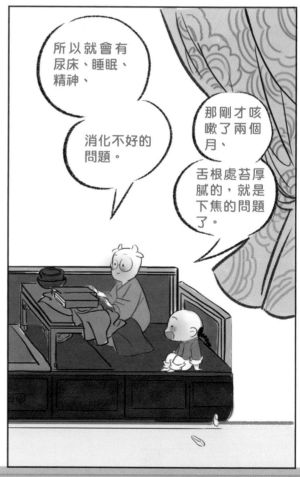

上焦如霧，中焦如漚，下焦如瀆。

——《黃帝內經》

【三焦的定位】

如果用現代解剖學定位，三焦大體可分為以下三部分：

上焦：橫膈膜以上，包括心、肺、食道等。

中焦：橫膈膜以下到肚臍之間，包括脾、胃、肝、膽，囊括了消化系統的主要部分。

下焦：肚臍以下，包括腎、小腸、大腸、膀胱等。

【三焦感冒的表現】

根據三焦的定位，我們可以把感冒分為上焦感冒、中焦感冒和下焦感冒。

上焦感冒：症狀在上焦，如流鼻涕、打噴嚏或咳嗽。這其實是身體受到了外在邪氣的侵犯，一般症狀比較輕微，注意休息和飲食，自癒的機會較大。

中焦感冒：除了上焦的症狀外，還會出現中焦的問題，如便秘或腹瀉。孩子常見的就是積食感冒，表現為體溫偏高、手心熱、有潮汗、出汗比平時多、體味大，還可能出現嗓子痛、疱疹等情況。

下焦感冒：伴隨下焦的問題，如感冒時有腰痛、腿痛，咳嗽時下肢出現蕁麻疹等。下焦虛的表現有：長期睡眠不好，腿軟，容易疲勞，或一直尿床等。下焦虛往往是生活習慣問題長期累積的表現。

三焦是相互影響的——上焦的問題相對好解決，其次是中焦，最難調整的是下焦。就像一個人受了風寒，剛開始只是流鼻涕等上焦問題；如果沒有處理好，中焦也會有問題，出現消化不好、吃不下、排便不順等。如果還沒有處理好，就會到下焦，可能會出現腹瀉、腿痛、腰痛、睡不好等。

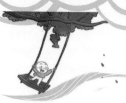

氣血裏有物質 也有能量

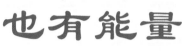

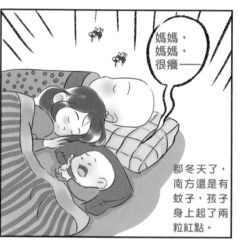

媽媽，媽媽，很癢——

都冬天了，南方還是有蚊子，孩子身上起了兩粒紅點。

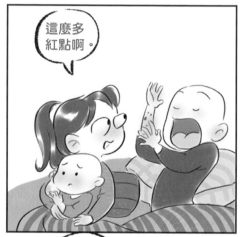

這麼多紅點啊。

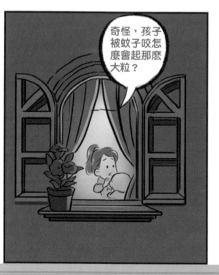

奇怪，孩子被蚊子咬怎麼會起那麼大粒？

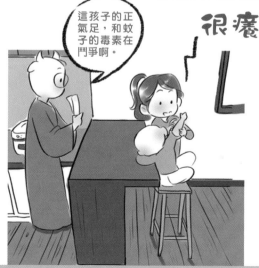

這孩子的正氣足，和蚊子的毒素在鬥爭啊。

很癢

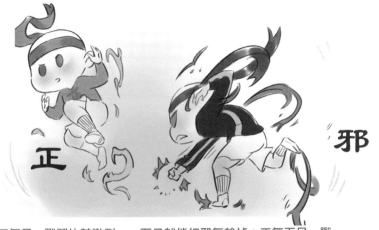

正氣足，戰鬥比較激烈，一下子就能把邪氣幹掉；正氣不足，戰鬥沒有那麼激烈，可能這些紅點要好幾天才會消下去。

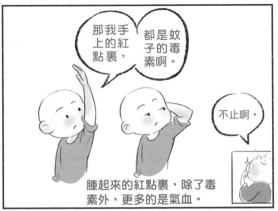

那我手上的紅點裏，

都是蚊子的毒素啊。

不止啊。

腫起來的紅點裏，除了毒素外，更多的是氣血。

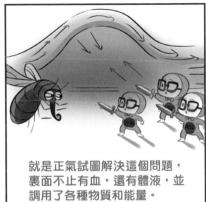

就是正氣試圖解決這個問題，裏面不止有血，還有體液，並調用了各種物質和能量。

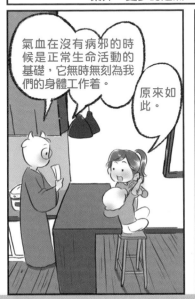

氣血在沒有病邪的時候是正常生命活動的基礎，它無時無刻為我們的身體工作着。

原來如此。

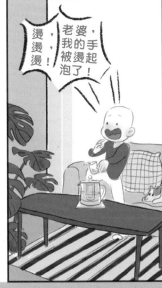

燙，燙，燙！

老婆，我的手被燙起泡了！

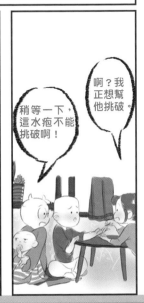

稍等一下，這水疱不能挑破啊！

啊？我正想幫他挑破。

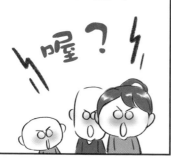

水疱裏的組織液，也就是體液，是氣血的一種形式。

喔？

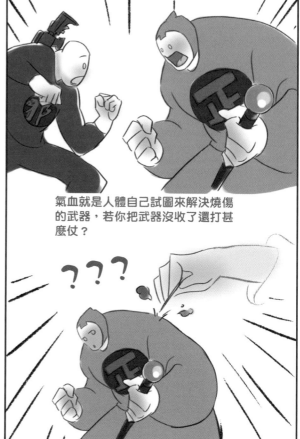

氣血就是人體自己試圖來解決燒傷的武器，若你把武器沒收了還打甚麼仗？

？？？

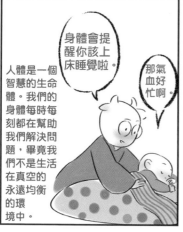

人體是一個智慧的生命體。我們的身體每時每刻都在幫助我們解決問題，畢竟我們不是生活在真空的永遠均衡的環境中。

身體會提醒你該上床睡覺啦。

那氣血好忙啊。

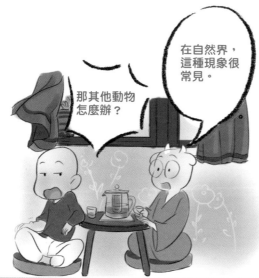

在自然界，這種現象很常見。

那其他動物怎麼辦？

動物是沒有醫院和醫生幫助的，如果動物被一根稍長的刺刺入肌肉，牠們又沒辦法自己拔，怎麼辦？

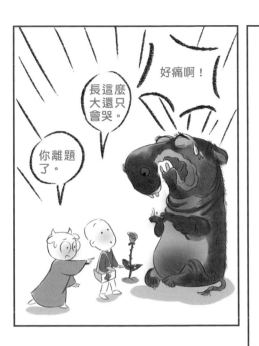

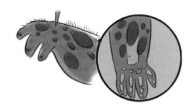

我們來看看身體會怎麼做。首先，那塊肌肉會開始發熱，就是氣血開始工作了，然後發炎。

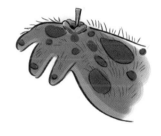

隨後，那塊肌肉爛掉了，那根刺自己也就跟着掉了。最後，傷口慢慢恢復成原來的樣子。

我們身體的氣血原來能做這麼多事情，

簡直是保護我們身體的小英雄啊！

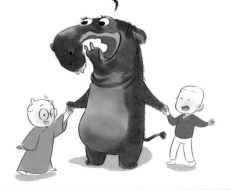

氣血以流，腠理以密。

——《黃帝內經》

【氣血會解決紅腫問題】

被蚊子咬後，皮膚很快會腫起成紅疹。紅疹裏，除了有毒素外，更多的就是氣、血、津液。

毒素是蚊子帶來的，而氣、血、津液是人體調集過來對付毒素的。毒素和氣、血、津液互相鬥爭，引起紅腫，帶來痕癢或熱、痛的感覺。

也就是說，紅腫反應本身是身體主動抗邪、調動各種物質和能量來解決問題的表現。

【炎症是氣血在解決問題】

實際上，很多炎症都是由病邪侵擾造成的，在發炎的地方就會產生痕癢或疼痛等不適感，這和被蚊子咬的過程是類似的。

可以說，只要我們有痕癢或疼痛，那就是氣血正與病邪打架。

【常見病也是氣血在解決問題】

生活中常見病的發生，如發燒、咳嗽、腹瀉等，都是氣血在試圖幫助我們解決問題。

發燒是為了升高身體的體溫，讓細菌與病毒失去生存的環境。

咳嗽是為了排出聚集在肺部的痰。

腹瀉大多是為了排出體內的垃圾和寒氣……

一切疾病都是正邪鬥爭的產物。那些不適感，都是氣血在保護身體的過程中形成的副產物。所以，中醫對這些常見病的處理思路就是：與身體的氣血朝同一個方向努力，幫助正氣把邪氣趕出去。

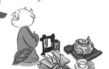

快生病了，身體就會有跡象

又是晴朗的一天

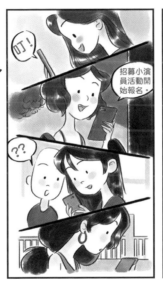

叮！

招募小演員活動開始報名。

??

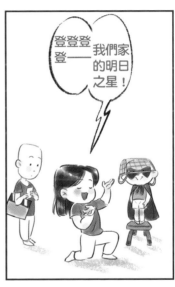

登登登登——我們家的明日之星！

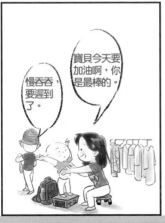

慢吞吞，要遲到了。

寶貝今天要加油啊，你是最棒的。

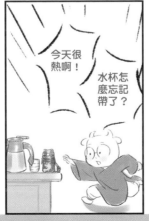

今天很熱啊！

水杯怎麼忘記帶了？

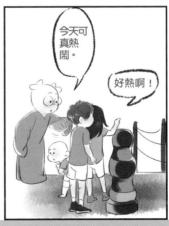

今天可真熱鬧。

好熱啊！

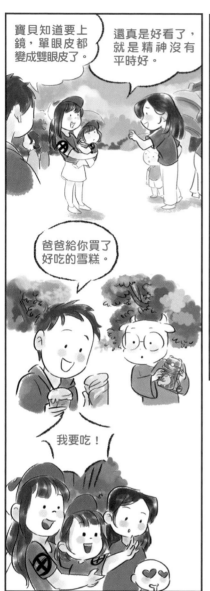

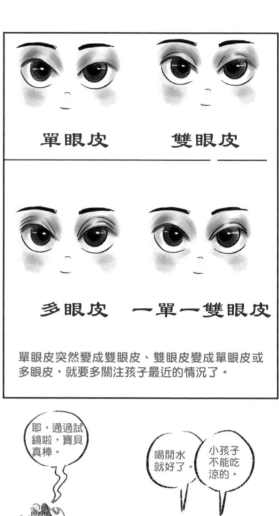

單眼皮　　　雙眼皮

多眼皮　一單一雙眼皮

單眼皮突然變成雙眼皮、雙眼皮變成單眼皮或多眼皮，就要多關注孩子最近的情況了。

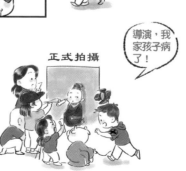

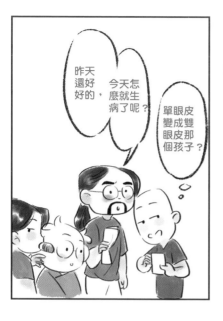

昨天還好好的，今天怎麼就生病了呢？

單眼皮變成雙眼皮那個孩子？

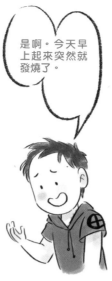

是啊。今天早上起來突然就發燒了。

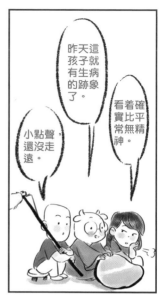

昨天這孩子就有生病的跡象了。

看着確實比平常無精神。

小點聲，還沒走遠。

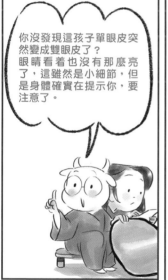

你沒發現這孩子單眼皮突然變成雙眼皮了？眼睛看着也沒有那麼亮了，這雖然是小細節，但是身體確實在提示你，要注意了。

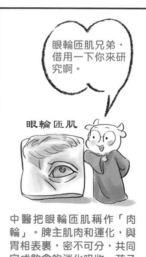

眼輪匝肌兄弟，借用一下你來研究啊。

眼輪匝肌

中醫把眼輪匝肌稱作「肉輪」。脾主肌肉和運化，與胃相表裏，密不可分，共同完成飲食的消化吸收。孩子如果內熱了，熱過剩則耗氣傷津，眼皮中的水分隨之減少，加上氣也少了，眼皮自然就增加了褶皺。

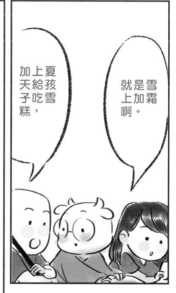

加上夏天給孩子吃雪糕，

就是雪上加霜啊。

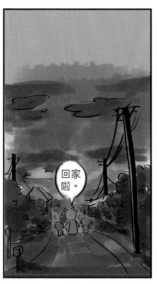

回家啦。

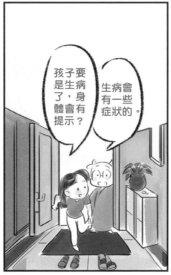

孩子要是生病了，身體會有提示？

生病會有一些症狀的。

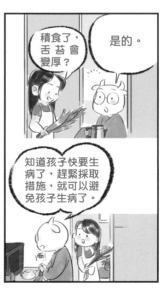

積食了，舌苔會變厚？

是的。

知道孩子快要生病了，趕緊採取措施，就可以避免孩子生病了。

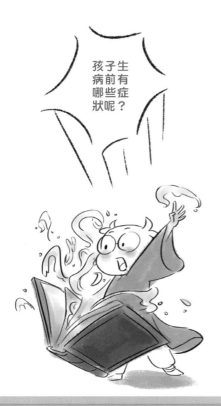

孩子生病前有哪些症狀呢？

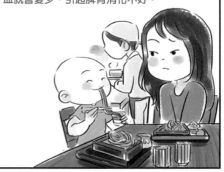

1. 突然胃口大增或拒食，說明身體有邪氣，氣血就會到邪氣聚集的地方解決問題，中焦的氣血就會變少，引起脾胃消化不好。

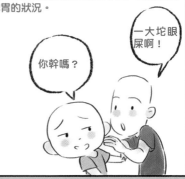

2. 眼睛有眼屎，或白或黃，這是身體裏有垃圾的表現；或鼻頭突然冒出幾顆小痘，都要關注一下脾胃的狀況。

你幹嗎？

一大坨眼屎啊！

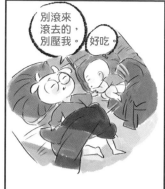

別滾來滾去的，別壓我。

好吃。

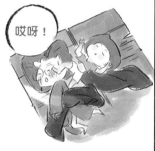

哎呀！

3. 睡着後翻滾，一直睡不定，說明身體裏的氣堵在肚子裏，不舒服，必然就睡不好。趴睡，身體蜷起來睡，身體不舒服要找東西壓着肚子，也說明腸胃不適（趴睡有時候是習慣問題，是正常的）。

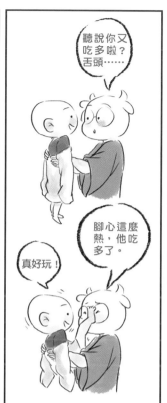

聽說你又吃多啦？舌頭……

真好玩！

腳心這麼熱，他吃多了。

4. 手心比手背熱很多，可能是有積滯。手心對應着脾，發熱是因為脾胃有熱，一般睡着後更明顯。

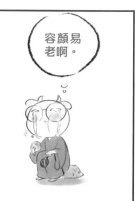

容顏易老啊。

5. 臉色突然很不好，沒有光澤。津液不足會表現在臉上，和老人的皮膚因為脾製造津血的能力退化而變差是一樣的道理。

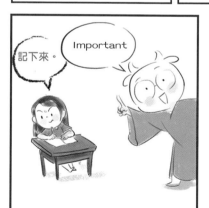

記下來。

Important

如果突然出現不如平常的狀態，一定要先找到原因，因為這很可能就是幫助孩子第一時間找到病因的好時機。

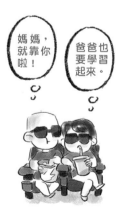

媽媽，就靠你啦！

爸爸也要學習起來。

孩子生病都會有徵兆，所謂：「不治已病治未病，不治已亂治未亂」。

聖人不治已病治未病。

——《黃帝內經》

【孩子生病的徵兆】

1. 突然胃口大增，或食慾變差。
2. 手心比手背熱很多。
3. 睡着後翻滾，一直睡不好。
4. 臉色突然很差，沒有光澤。
5. 眼睛裏有眼屎，或白或黃。
6. 聲音突然變啞了。
7. 唇珠處突然脫皮。
8. 盜汗，汗液黏黏的。

記住：經常觀察孩子，如果發現孩子突然出現異常的表現，一定要多留心。如果父母能夠在第一時間發現生病的徵兆，及時去處理，那麼很多病就不會發生。

【孩子出現生病的徵兆，父母應該怎麼做】

先從飲食、睡眠、運動方面來調整。

飲食：吃容易消化的食物，如二米粥（一般是用大米和小米）、小麵湯、清淡的蔬菜或麵條。肉類、海鮮類、水果、雪糕等高蛋白、高熱量的食物難消化，先暫停兩天。

睡眠：堅持早睡，最好晚上9點就上床睡覺，以保證充足的睡眠，讓氣血和心神收回到身體裏。如果經常熬夜，能量補充不足，可能會讓疾病來得更快。

運動：帶孩子去戶外散步、跑圈、玩各種遊戲，幫助消耗和排泄堆積在肚子裏的多餘食物和垃圾。

另外，還可以幫孩子揉肚子、搓背、做熱敷，在辨證以後做相應的艾灸、推拿、泡腳等。只要方法得當，就可以遏制疾病的發生和發展。

窺探身體的秘密：
正邪鬥爭

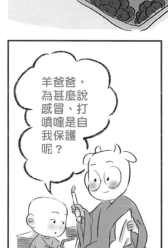

羊爸爸，為甚麼說感冒、打噴嚏是自我保護呢？

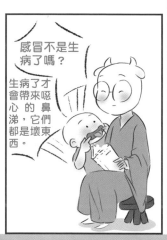

感冒不是生病了嗎？

生病了才會帶來噁心的鼻涕，它們都是壞東西。

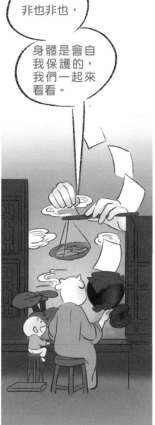

非也非也，

身體是會自我保護的，我們一起來看看。

流鼻涕

望

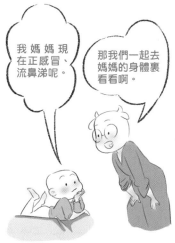

我媽媽現在正感冒、流鼻涕呢。

那我們一起去媽媽的身體裏看看啊。

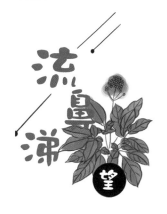

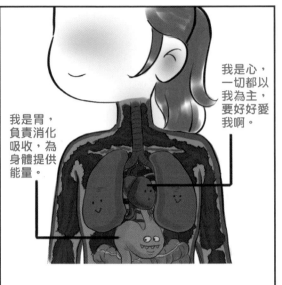

我是胃，負責消化吸收，為身體提供能量。

我是心，一切都以我為主，要好好愛我啊。

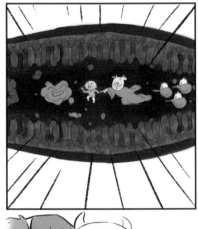

人體的正氣有條不紊地工作着。大量的正氣在脾胃連綿不斷地生產出來，滿足人體的需求。

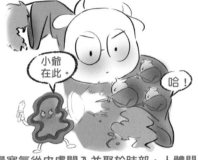

小爺在此。

哈！

大量寒氣從皮膚闖入並聚於肺部，人體開始反擊。此時體內大量的津液和氣、血趕來支援，想要把寒氣趕出去。

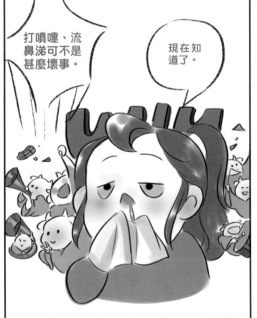

打噴嚏、流鼻涕可不是甚麼壞事。

現在知道了。

正邪雙方已經開始打仗了，產生了生病的各種症狀，如打噴嚏、流鼻涕。

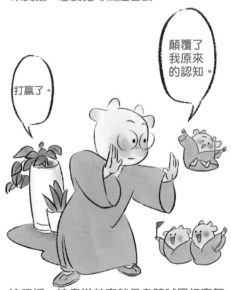

顛覆了我原來的認知。

打贏了。

流眼淚、流鼻涕其實就是身體試圖把寒氣逼出去的一個表現，而不是寒氣、髒東西附帶來的。

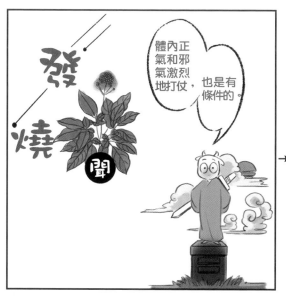

發燒聞

體內正氣和邪氣激烈地打仗，也是有條件的。

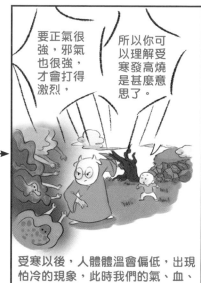

要正氣很強，邪氣也很強，才會打得激烈，

所以你可以理解受寒發高燒是甚麼意思了。

受寒以後，人體體溫會偏低，出現怕冷的現象，此時我們的氣、血、津液就會想辦法去解決這個問題。

發燒的目的是升高體溫，讓這些寒邪沒有適合的生存環境，最後被排出體外。

厲害。

津液和氣、血怎麼來得如此快？

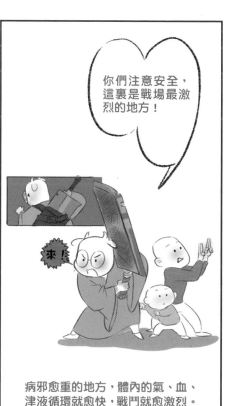

你們注意安全，這裏是戰場最激烈的地方！

來！

病邪愈重的地方，體內的氣、血、津液循環就愈快，戰鬥就愈激烈。

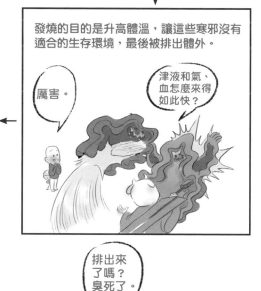

排出來了嗎？臭死了。

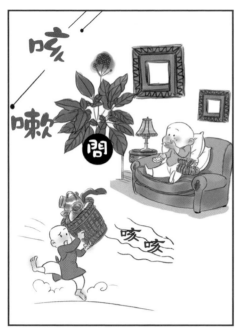

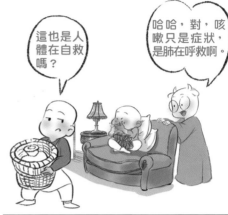

這也是人體在自救嗎？

哈哈，對，咳嗽只是症狀，是肺在呼救啊。

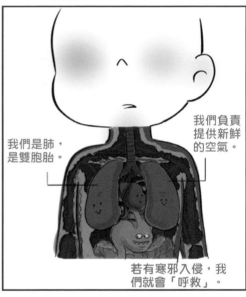

我們是肺，是雙胞胎。

我們負責提供新鮮的空氣。

若有寒邪入侵，我們就會「呼救」。

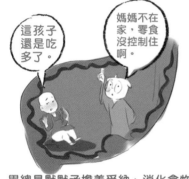

這孩子還是吃多了。

媽媽不在家，零食沒控制住啊。

胃總是默默承擔着受納、消化食物的重任，不停地工作着。但是胃到了晚上就該休息啦，可千萬別吃得太飽。

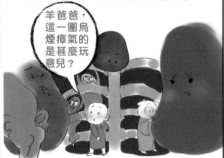

羊爸爸，這一團烏煙瘴氣的是甚麼玩意兒？

在腸胃聚集了一堆的氣體，橫衝直撞的，不是很友善。

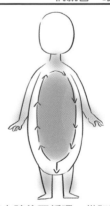

這些氣體本該往下循環，從肛門而出。由於吃多導致積食了，氣就停滯在腸胃裏。

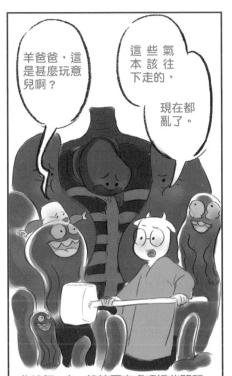

羊爸爸，這是甚麼玩意兒啊？

這些氣本該往下走的，現在都亂了。

此時氣、血、津液要來處理這些問題。這些氣總得出去，下不去了，則只能往上走，就產生了氣逆，引起肺部疾病如咳嗽。

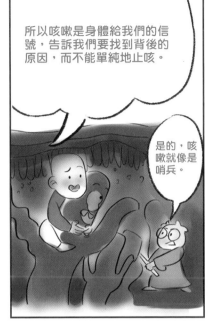

所以咳嗽是身體給我們的信號，告訴我們要找到背後的原因，而不能單純地止咳。

是的，咳嗽就像是哨兵。

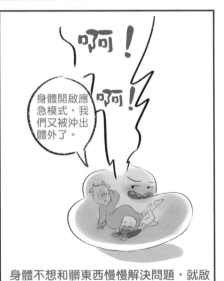

啊！

啊！

身體開啟應急模式，我們又被沖出體外了。

身體不想和髒東西慢慢解決問題，就啟動應急模式，通過拉稀，把濕和垃圾直接排出體外。

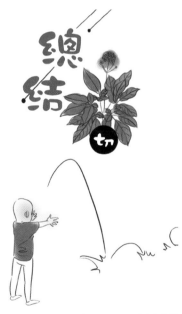

總結

症狀嚴重，說明正氣足邪氣也足，雙方鬥爭場面非常激烈。

症狀輕，說明正氣足邪氣弱，不需要花費很多精力去解決這個問題；或正氣弱而邪氣強，正氣發揮不出來，被壓制得讓我們覺得沒有症狀。其實，這已經是身體不健康的表現了。

正氣存內，邪不可干。

——《黃帝內經》

　　我們的身體是很能幹的，當受到外部的刺激時，它會啟動自我保護機制。

【流鼻涕】

　　寒邪從體表闖入肺部，大量寒氣在肺部聚集，人體就會開始反擊。此時身體裏大量的津液和氣、血趕來支援，想要把寒氣趕出去，流鼻涕就是排邪的一種方式。

【發燒】

　　人體有個調節體溫的開關，名為體溫調節中樞。平時，體溫調節中樞正常運行，身體產生的熱多，散出去的熱也相應增多，這樣體溫就會保持穩定。

　　發燒的時候，體溫調節中樞忙不過來，身體產生的熱增加了，散出去的熱卻沒有相應增加，所以體溫就升高了。邪氣入侵後，身體裏的氣、血、津液高速運轉，想把邪氣趕出去，這時候就會引發體溫升高。

　　當體溫升高的時候，很多病原菌、微生物的活性就會降低，

繁殖也會受到抑制，而人體免疫系統的反應性則顯著增強，所以大多時候發燒是機體的自我保護行為。

【咳嗽】

當呼吸道的氣壓出現異常，感覺不太舒服的時候，我們通常通過乾咳來令呼吸道的氣流更順暢。

而如果體內有痰，身體就會通過咳嗽的動作把痰液排出去。痰停留在身體裏可能引起各種疾病，所以咳嗽是人體的自我保護措施。

其實，人體是很有智慧的，很多症狀都是為了解決問題而產生的，但這並不是說我們就不用去管它。當身體搞不定的時候，就需要想辦法把病邪趕走。

中醫面對這些症狀時的處理思路是：找到身體的排邪通道，與身體合力，更快、更徹底地排出邪氣。

第二章

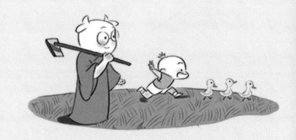

理解
孩子的症狀

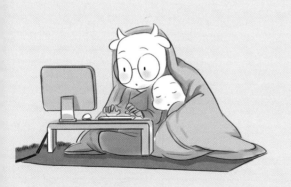

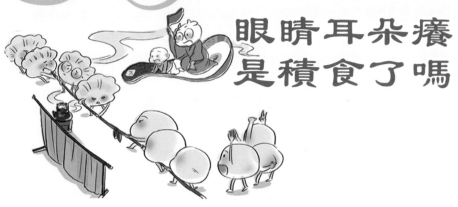

眼睛耳朵癢，是積食了嗎？

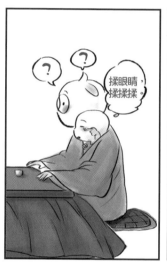

揉眼睛，揉揉揉。

？ ？

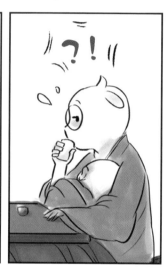

？！

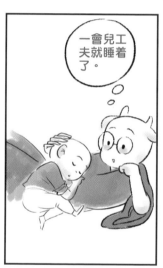

一會兒工夫就睡着了。

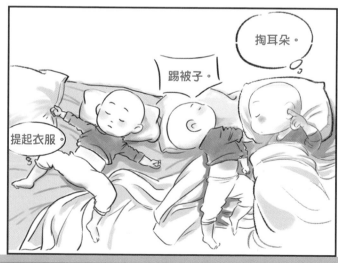

踢被子。

掏耳朵。

提起衣服。

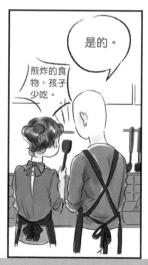

是的。

煎炸的食物，孩子少吃。

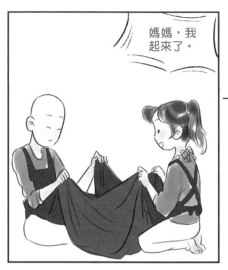

媽媽,我起來了。

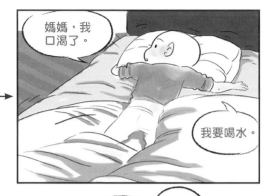

媽媽,我口渴了。

我要喝水。

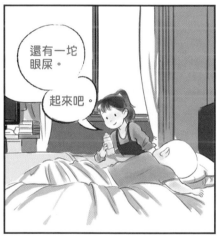

還有一坨眼屎。

起來吧。

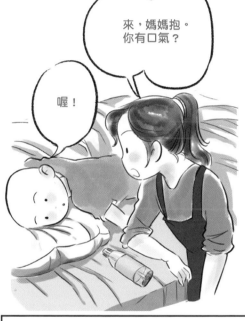

來,媽媽抱。你有口氣?

喔!

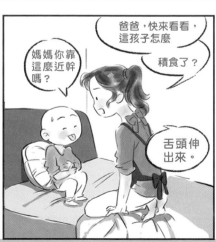

爸爸,快來看看,這孩子怎麼積食了?

媽媽你靠這麼近幹嗎?

舌頭伸出來。

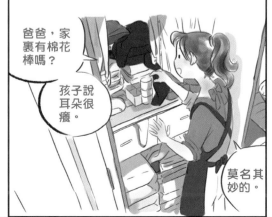

爸爸,家裏有棉花棒嗎?

孩子說耳朵很癢。

莫名其妙的。

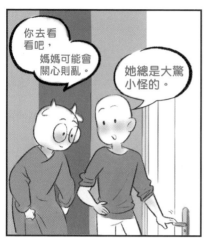

你去看看吧，媽媽可能會關心則亂。

她總是大驚小怪的。

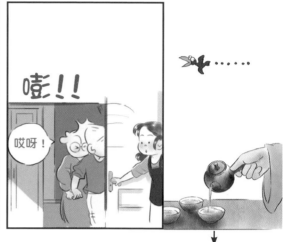

嘔！！

哎呀！

不是的，還是有些情況，

除了有口氣，其他都還行吧。

只是你們沒放在心上。

還有口氣。

怎麼辦？

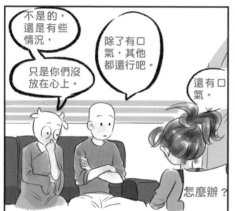

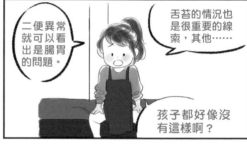

二便異常就可以看出是腸胃的問題。

舌苔的情況也是很重要的線索，其他……

孩子都好像沒有這樣啊？

孩子身體的小動作你們可能沒有留意，如有眼屎、耳朵癢，等等。

這些還真沒想過是為甚麼。

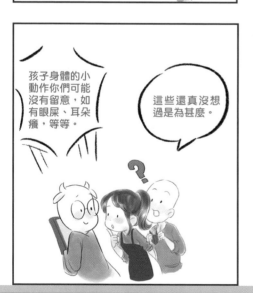

我們先了解一下甚麼是積食

羊肉給我們上5份，海鮮……

素菜就好。

都想吃。

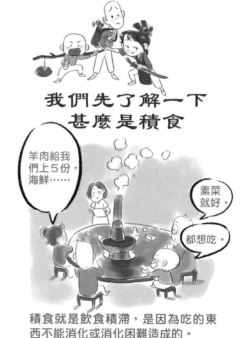

積食就是飲食積滯，是因為吃的東西不能消化或消化困難造成的。

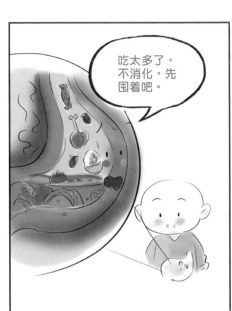

吃太多了，不消化，先囤着吧。

停留於腸胃的食物在密閉的空間裏發酵後發熱，出現胃熱或腸熱，然後熱會通過經絡傳導而導致各種症狀。

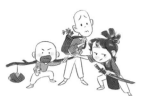

**胃熱可能導致肝熱，
出現眼睛症狀**

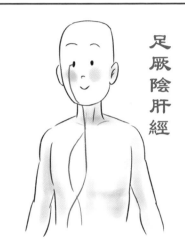

足厥陰肝經

由於肝經要經過胃，所以胃熱會傳遞給肝，導致肝熱。「肝開竅於目」，肝經的影響範圍也包括眼睛，所以眼睛會表現出上火症狀，如眼屎多、分泌物多、長東西、發炎。

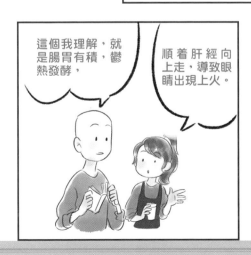

這個我理解，就是腸胃有積，鬱熱發酵，

順着肝經向上走，導致眼睛出現上火。

胃熱會導致三焦熱，
耳朵等亦會出現症狀

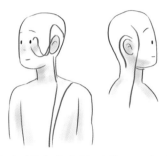

三焦經和腹腔內的臟腑是相通的，所以胃熱也會傳到三焦經的範圍，包括耳朵、耳朵兩旁的頭部，表現出上火症狀，比如發紅、耳屎多或耳朵兩旁頭痛。

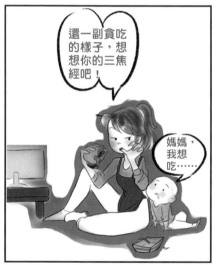

還一副貪吃的樣子，想想你的三焦經吧！

媽媽，我想吃……

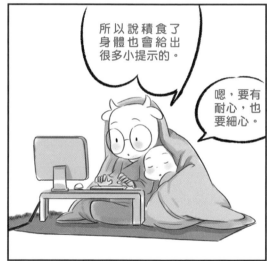

所以說積食了身體也會給出很多小提示的。

嗯，要有耐心，也要細心。

胃不和則卧不安。

—— 《黃帝內經》

【上焦的熱來自積食】

揉眼睛、挖耳朵這些小動作在生活中特別常見，我們往往會忽略它。如果孩子有段時間這類小動作特別頻繁，就要注意了，很可能是上焦有熱的表現。

那上焦為甚麼會有熱？在小孩子身上，最常見的原因就是積食，胃熱薰蒸到了上焦。

這時候我們可以繼續觀察，如果發現還有口臭、舌苔黃厚、大便黑臭、愛出汗、愛喝水、小便黃、肚子比後背熱、手心比手背熱、趴着睡等表現，就可以確定是積食了。

【積食的胃熱可能導致的症狀】

吃的東西不能消化或消化困難時，停留於腸胃的食物在密閉的空間裏發酵後發熱，出現胃熱或腸熱，然後熱通過經絡傳導到其他臟腑。

胃熱會傳遞給肺，導致肺熱。「肺開竅於鼻」，可能會出現流鼻涕、流鼻血的症狀。

胃熱會傳遞給肝，導致肝熱。「肝開竅於目」，眼睛或會出現分泌物多、長東西、發炎的症狀。

胃熱還會通過三焦經傳到其影響範圍，包括耳朵、耳朵兩旁的頭部，所以也會表現出上火症狀，如耳屎多、耳朵發紅或耳朵兩旁頭痛。

中醫認為人體是個複雜的系統，是一個整體。所以，當孩子出現不停揉眼睛、挖耳朵、嘴巴起泡、牙齦腫痛等問題時，不能只是去找眼睛、耳朵、牙齦的問題，而應該觀察得全面些，找出更深層的原因。

清鼻涕是寒，黃鼻涕就是熱？

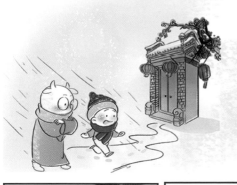

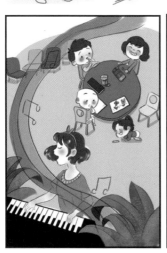

老師，她流鼻涕了。

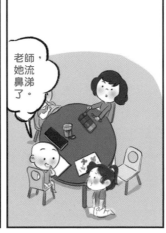

好，來，用力。

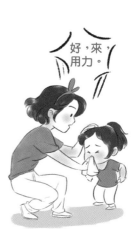

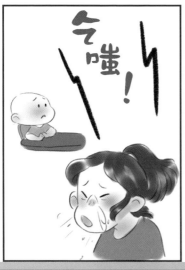

ㄟ嘁！

今天真特別，

在學校看到很多顏色的鼻涕，好髒啊！

不同顏色的鼻涕？說來聽聽？

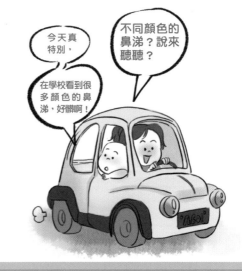

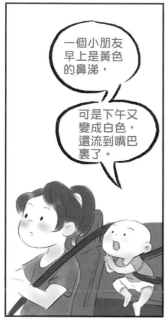

一個小朋友早上是黃色的鼻涕，

可是下午又變成白色，還流到嘴巴裏了。

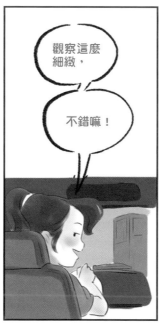

觀察這麼細緻，

不錯嘛！

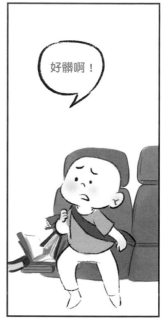

好髒啊！

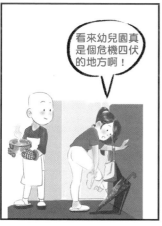

看來幼兒園真是個危機四伏的地方啊！

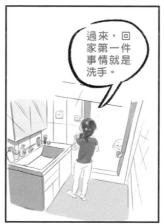

過來，回家第一件事情就是洗手。

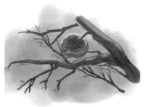

晚飯時間

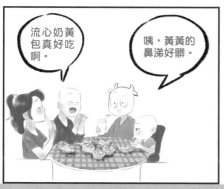

流心奶黃包真好吃啊。

咦，黃黃的鼻涕好髒。

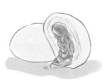

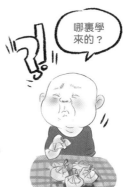

哪裏學來的？

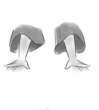

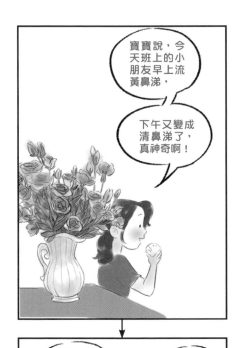

寶寶說，今天班上的小朋友早上流黃鼻涕，

下午又變成清鼻涕了，真神奇啊！

身體為了把寒邪逼出去，大量的津液就往外沖，就好比排水渠裏的垃圾，用大水給沖散了去。這時候就會流鼻涕，一般還會打噴嚏，把寒邪「踹」出去。

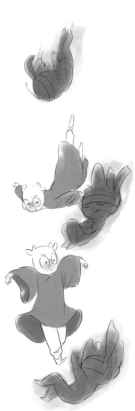

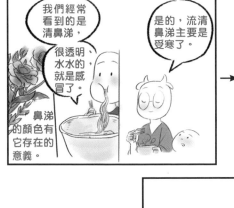

我們經常看到的是清鼻涕，

很透明、水水的，就是感冒了。

鼻涕的顏色有它存在的意義。

是的，流清鼻涕主要是受寒了。

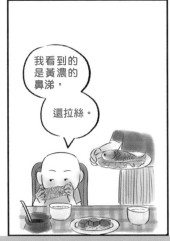

我看到的是黃濃的鼻涕，

還拉絲。

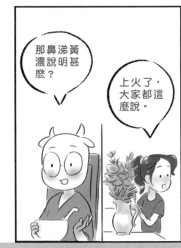

那鼻涕黃濃說明甚麼？

上火了，大家都這麼說。

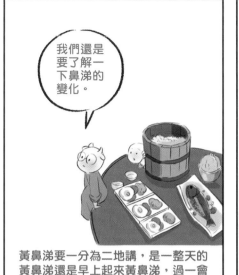

我們還是要了解一下鼻涕的變化。

黃鼻涕要一分為二地講，是一整天的黃鼻涕還是早上起來黃鼻涕，過一會兒又變成清鼻涕。

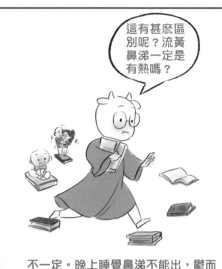

這有甚麼區別呢？流黃鼻涕一定是有熱嗎？

不一定。晚上睡覺鼻涕不能出，鬱而變黃，早上流出，不是真的熱，實際上還是寒。

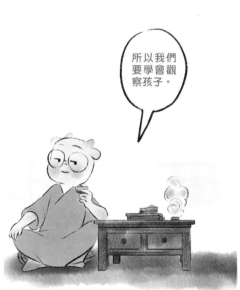

所以我們要學會觀察孩子。

一般情況下，純熱之病十難見一，常見有熱者多因滯，而滯者皆本於寒，我們要更仔細地去觀察這個現象。

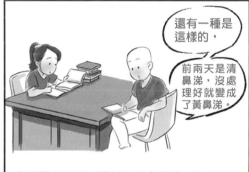

還有一種是這樣的，

前兩天是清鼻涕，沒處理好就變成了黃鼻涕。

身體要去抗邪，消耗了很多能量，久了自然津液虧損，就容易產生內熱，那就有往裏走的趨勢了。此時就是寒熱夾雜的鼻涕了。

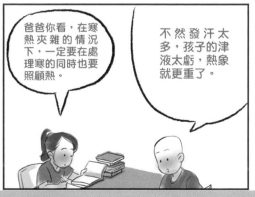

爸爸你看，在寒熱夾雜的情況下，一定要在處理寒的同時也要照顧熱。

不然發汗太多，孩子的津液太虧，熱象就更重了。

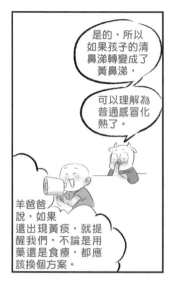

是的，所以如果孩子的清鼻涕轉變成了黃鼻涕，

可以理解為普通感冒化熱了。

羊爸爸說，如果還出現黃痰，就提醒我們，不論是用藥還是食療，都應該換個方案。

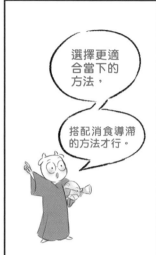

選擇更適合當下的方法，

搭配消食導滯的方法才行。

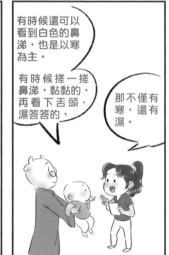

有時候還可以看到白色的鼻涕，也是以寒為主。

有時候搓一搓鼻涕，黏黏的，再看下舌頭，濕答答的，

那不僅有寒，還有濕。

臟化液，心為汗，肺為涕，肝為淚，
脾為涎，腎為唾。

————《黃帝內經》

【流鼻涕是身體在排邪】

無論是寒還是熱，一旦邪氣侵襲人體體表，身體就會試圖用大量的鼻涕把邪氣沖刷出去。

鼻涕的顏色把病邪的類型大致區分為：**寒、熱和寒熱夾雜**。

【清鼻涕多是寒】

單純受寒能引起清鼻涕及其他伴隨症狀：舌苔白，且可能滿佈滿整個舌頭；怕冷；無汗；尿液清長；如果有痰，痰多為清稀、白色。這時候我們需要進行排寒，葱白、淡豆豉、艾葉煮水泡腳，丁桂兒臍貼都可以用。

【黃鼻涕可能是熱】

風熱感冒能引起黃鼻涕及其他伴隨的症狀：不怕冷；口乾，想喝水；舌苔黃厚；有黃痰；咽喉腫痛。這時候需要使用辛涼清熱的中成藥，如銀翹解毒片、小兒咳喘靈顆粒等。

還有一種黃鼻涕是由積食裏熱引起的，可能伴隨有口臭、大便黑臭、小便黃、舌苔黃厚、舌質紅、肚子比後背熱、手心熱、嘴唇紅等表現。這種情況下就要先排積食，積食解決了，熱才會消散。揉腹、捏脊都可以嘗試做。

【又黃又清的鼻涕是寒熱夾雜】

出現又黃又清的鼻涕，不能只顧用藥，而是要更進一步地去觀察，熱從哪兒來——是積食的裏熱，還是津液不足的鬱熱？處理時，寒、熱、津液應一併兼顧。

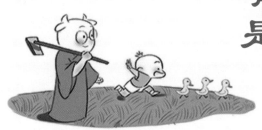

嘴甜可能
是脾虛了

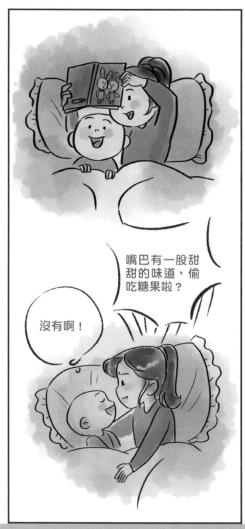

嘴巴有一股甜甜的味道，偷吃糖果啦？

沒有啊！

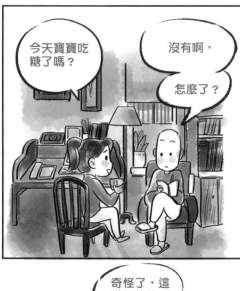

今天寶寶吃糖了嗎？

沒有啊，怎麼了？

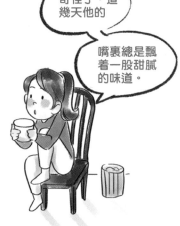

奇怪了，這幾天他的

嘴裏總是飄着一股甜膩的味道。

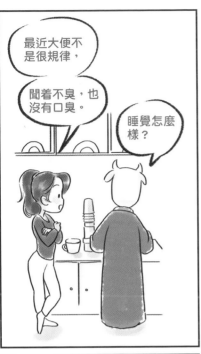

最近大便不是很規律，

聞着不臭，也沒有口臭。

睡覺怎麼樣？

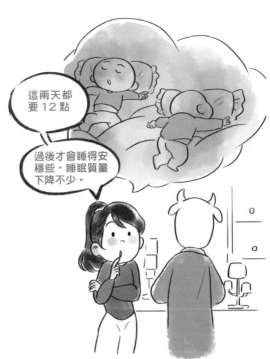

這兩天都要 12 點

過後才會睡得安穩些，睡眠質量下降不少。

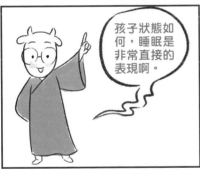

孩子狀態如何，睡眠是非常直接的表現啊。

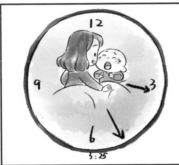

如果到凌晨還是翻滾哭鬧，則孩子有受驚嚇等情志問題的可能性比較大。這時媽媽就要多多安撫孩子了。

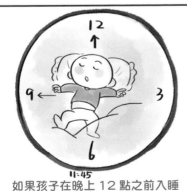

如果孩子在晚上 12 點之前入睡困難、翻滾，則考慮是孩子脾胃失和，所謂「胃不和則臥不安」。

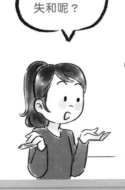

甚麼是脾胃失和呢？

可以理解為兩者不能好好地一起工作了。

理解孩子的症狀 ... 57

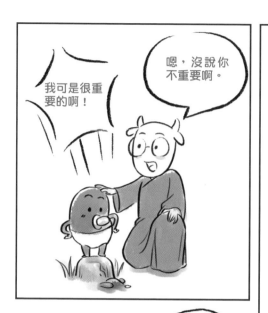

我可是很重要的啊!

嗯,沒說你不重要啊。

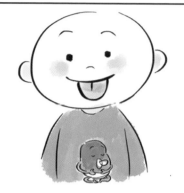

脾主運化,消化吸收好不好,就看脾了。

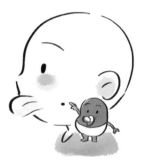

脾開竅於口,主甘。正常情況下,人體津液足,脾胃功能好,口中是淡淡的甜,說明臟氣藏得好。如果脾胃功能出現問題,臟氣沒藏住,那麼口中就會出現異常的甜膩。

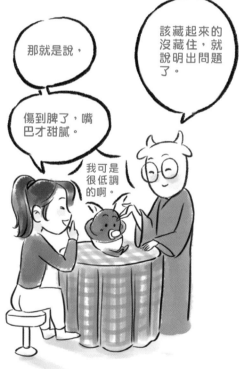

那就是說,

該藏起來的沒藏住,就說明出問題了。

傷到脾了,嘴巴才甜膩。

我可是很低調的啊。

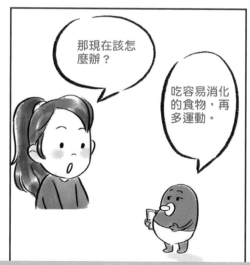

那現在該怎麼辦?

吃容易消化的食物,再多運動。

脾胃者，倉廩之官，五味出焉。

——《黃帝內經》

【正常狀態下，甜味藏在脾臟裏】

我們的口水，正常情況下都是無味的。小孩子偶爾會感覺喉嚨處甘甜，過陣子又沒有了，這種情況其實是孩子沒休息好。

五臟主收藏，人體在正常狀態下，甜味是藏在脾臟裏不出來的，因為這時候脾臟有陽氣罩着。而當陰陽失調，也就是脾陽比較虛的時候，脾陰就會往外走，這時就會感覺到喉嚨是甜甜的。

若不只經常感到口甜，還會感覺口膩、口淡乏味、食慾不振等，這些都是脾出了問題的表現。

【養護孩子的脾胃】

1. 不要吃得太飽，**吃素一點**，吃少一點，尤其是晚飯。

2. **適量吃生冷的水果**，以減輕對脾胃的傷害。

3. **少吃甜膩煎炸的食物**，這些食物不但不好消化，還容易產生濕氣。

4. 久坐傷脾，**要運動**，運動可使全身氣血流通。

5. 遵循**不強迫吃、不渴不喝**的反饋式餵養方式，不給孩子幫倒忙。

6. **不要吃了就睡，或睡前吃**。睡前肚子太飽容易睡不好，睡不好就容易錯過晚上長肉的黃金時段。

7. **不亂吃藥，不過度治療**。頻繁換藥，多種藥物同時增加用量，要儘量避免。

不停流口水是虛寒嗎？

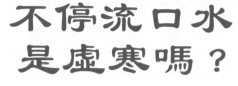
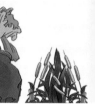

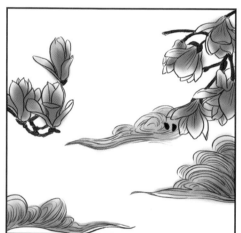

一大清早，我們就去山上採藥。

這路真滑啊！

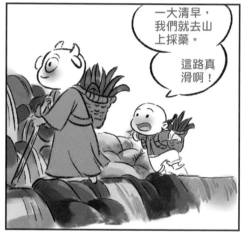

孫兒，慢點跑，別摔倒了！

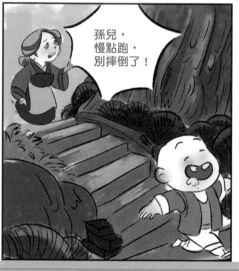

湊巧了，我要帶孫兒去你診所看病。

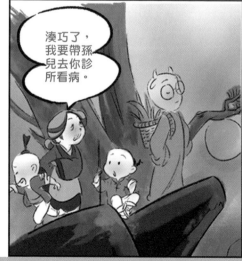

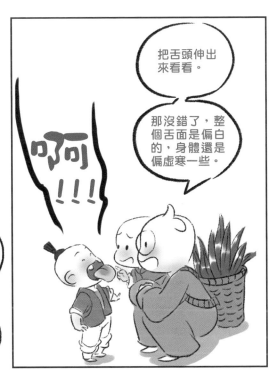

把舌頭伸出來看看。

那沒錯了,整個舌面是偏白的,身體還是偏虛寒一些。

呵呵!!!

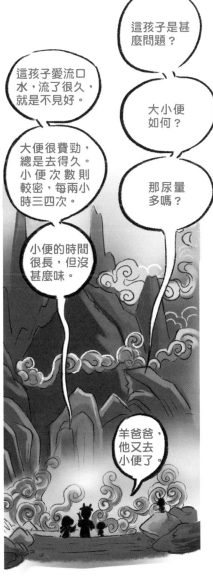

這孩子是甚麼問題?

大小便如何?

那尿量多嗎?

這孩子愛流口水,流了很久,就是不見好。

大便很費勁,總是去得久。小便次數則較密,每兩小時三四次。

小便的時間很長,但沒甚麼味。

羊爸爸,他又去小便了。

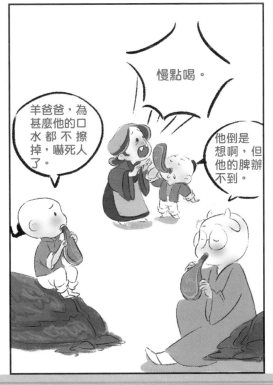

慢點喝。

羊爸爸,為甚麼他的口水都不擦掉,嚇死人了。

他倒是想啊,但他的脾辦不到。

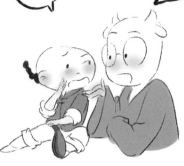

你看那小孩，喝那麼多水，又排那麼多尿，為甚麼呢？

甚麼意思？

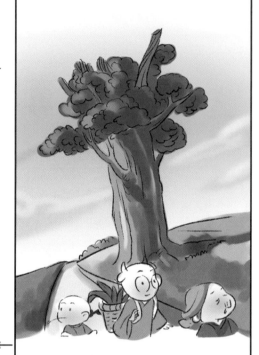

是因為水不消化，沒辦法轉化成我們人體需要的津液而變成廢水了。廢水往下走就會多尿，往上走就變成了多餘的口水。

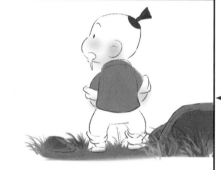

所以這水不斷流失，肯定是出問題了。

我們可以用艾灸來治。

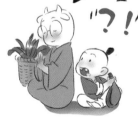

第一，艾灸可以把虛寒的身體的陽氣提起來。

不是的，除了虛寒，還有濕熱的情況，下回我們再說吧。

那所有流口水的孩子都是虛寒嗎？

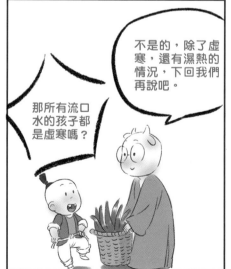

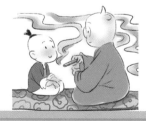

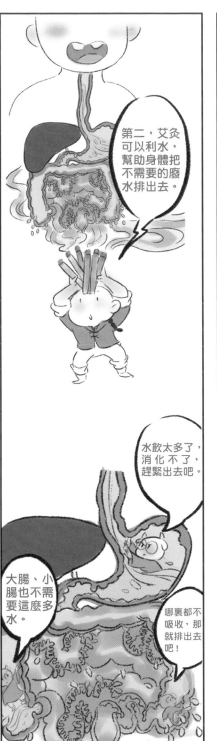

第二，艾灸可以利水，幫助身體把不需要的廢水排出去。

水飲太多了，消化不了，趕緊出去吧。

大腸、小腸也不需要這麼多水。

哪裏都不吸收，那就排出去吧！

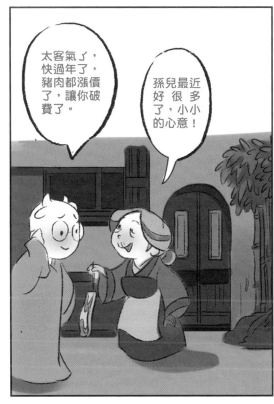

太客氣了，快過年了，豬肉都漲價了，讓你破費了。

孫兒最近好很多了，小小的心意！

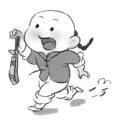

讓我來，我拿進去就好啦！

諸病水液，澄澈清冷，皆屬於寒。

——《黃帝內經》

【虛寒導致的流口水】

這故事取材自真實案例。

孩子媽媽說孩子一直流口水。辨證後發現，孩子的尿清長，半個小時一次；喝水情況正常；舌苔厚白，皆是寒證的表現。

平時喝下去的水，部分會轉化成津液濡養臟腑，而這個孩子喝下去的水沒轉化成津液，成了廢水。外在表現就是口水多、尿多。這其實是脾運化和輸佈水液的能力暫時出現了問題，不能把水轉化為津液了。

處理的方法是，可以去溫暖孩子的中焦脾胃，如艾灸、揉腹、熱敷肚子、用肚臍貼，都會有很好的幫助。

【積滯導致的流口水】

還有一種流口水是伴隨積滯，或者是伴隨鬱熱的。

可能的表現是，平時不流口水，吃了不消化的食物就開始流口水，或吃某種特定的食物就開始流口水。

只需要處理好積食，孩子流口水的現象就會消失。出現積食時，通常舌苔會比較厚，舌頭上殘渣比較多，有口臭，大便裏有未完全消化的食物，還臭不可聞。另外，還可能出現不愛吃飯、腸脹氣、打嗝、放屁、手心腳心比較燙、睡不安穩、睡覺磨牙、愛趴着睡等症狀。

出汗真能祛濕排毒嗎？

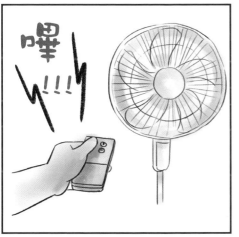

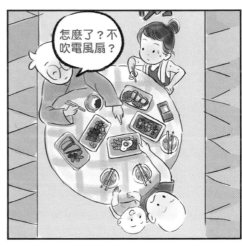

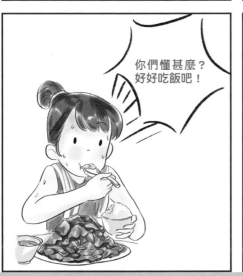

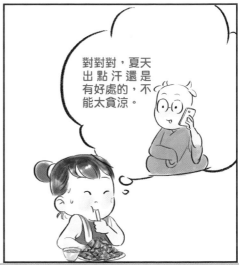

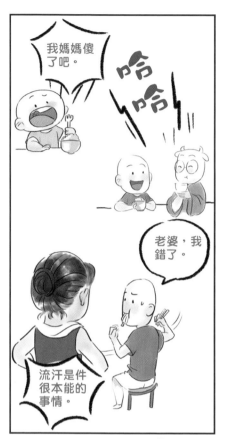

我媽媽傻了吧。

哈哈

老婆，我錯了。

流汗是件很本能的事情。

媽媽說的話有道理，適當地流汗其實是我們氣血暢通的一種體現。

？！

今天好熱，烈日當空。

流汗不就是給你散熱嗎？

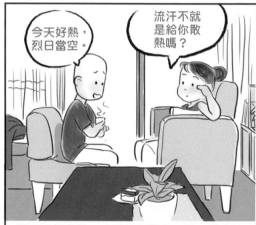

夏天天氣炎熱，人體體溫較高，那五臟六腑也怕熱啊，要怎麼散熱呢？其實就是我們的毛孔打開了，讓裏面的熱通過汗給帶出來，這樣就能達到散熱的目的啦。

那我懂了，出汗其實就是

人體的一種自我調節溫度的方式。能自然出汗，是氣血通暢的表現。

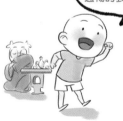

都說夏天流汗是好事，

那就做運動，一舉兩得，哈哈。

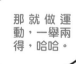

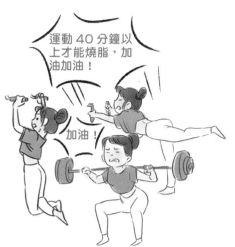

運動 40 分鐘以上才能燒脂，加油加油！

加油！

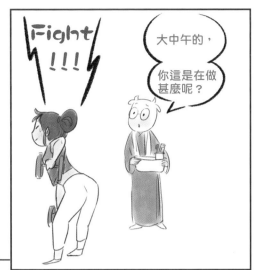

Fight!!!

大中午的，你這是在做甚麼呢？

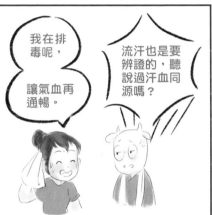

我在排毒呢，讓氣血再通暢。

流汗也是要辨證的，聽說過汗血同源嗎？

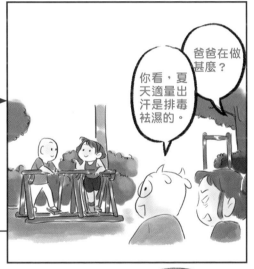

爸爸在做甚麼？

你看，夏天適量出汗是排毒祛濕的。

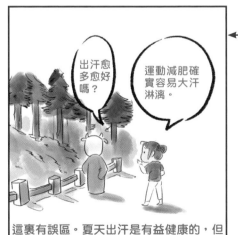

出汗愈多愈好嗎？

運動減肥確實容易大汗淋漓。

這裏有誤區。夏天出汗是有益健康的，但不能過度流汗，因為汗為心之液，夏季要養心，過度出汗會導致心氣、心血耗傷。

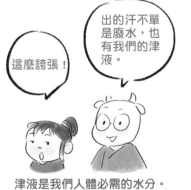

這麼誇張！

出的汗不單是廢水，也有我們的津液。

津液是我們人體必需的水分。

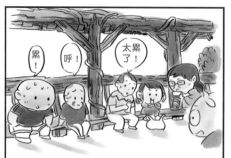

而且動則生陽，動太多反而會傷陽，傷了陽就會沒精神，昏昏欲睡。

羊爸爸溫馨提示

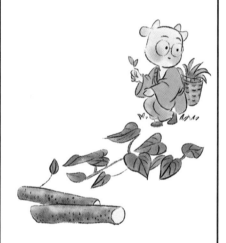

夏季運動儘量別在高溫環境中進行，以早晨為宜，出汗後適當補水。

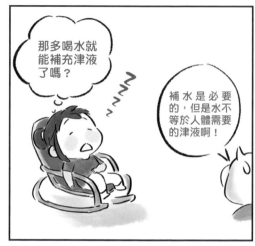

那多喝水就能補充津液了嗎？

補水是必要的，但是水不等於人體需要的津液啊！

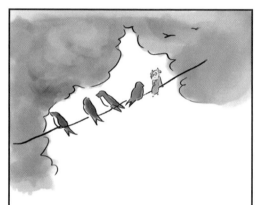

切記別大汗淋漓，尤其在中午 12 時至下午 1 時之間，要多休息、養心。傍晚散步至微微出汗則可。

陽加於陰謂之汗。

——《黃帝內經》

【出汗可以排毒】

出汗是身體調節自身溫度的一種方式。高溫、運動使體溫升高時，通過出汗就可以把身體降溫。

出汗也可以幫助排毒。體表的病邪，體內的寒濕、痰濕都可以通過汗液排出體外。夏季就是一個需要出汗，並且借由出汗帶走體內垃圾的最佳季節。好好地出汗，能讓全身氣血暢通。

【出汗不宜過量】

汗血同源，汗是我們身體氣、血、津液的一部分。體內津液變成汗發到體表的過程，有點像燒開水後冒出水蒸氣的過程。

津液供應着身體的新陳代謝、氣血運轉和陽氣，是真正的生命之水。

如果過量出汗，又沒有及時給身體補水，就有可能傷津液，體內的氣血也就可能會虧虛。

【過量出汗的表現和調理方法】

過量出汗的人可能出現口乾舌燥、大便乾結、小便發黃等症狀，再嚴重些還可能出現疲乏無力、少氣懶言、精神差等氣血不足的症狀。對小孩子來說，長期過量出汗易導致氣血不足，生長發育遲緩，還可能出現面黃肌瘦的情況。

如果發現出汗過多，就要及時調整環境和身體狀態，並且補充溫熱的淡糖鹽水、二米湯等易消化的液體。記得要小口慢慢喝啊！

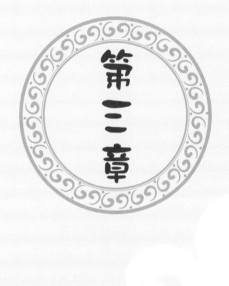

第三章

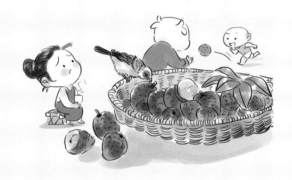

養護
孩子的日常

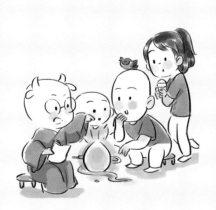

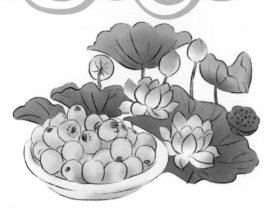

日常食物要簡單

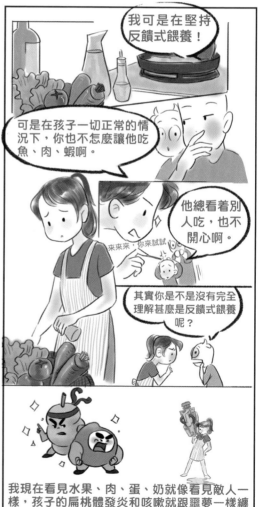

我可是在堅持反饋式餵養!

可是在孩子一切正常的情況下,你也不怎麼讓他吃魚、肉、蝦啊。

他總看着別人吃,也不開心啊。

來來來,你來試試

其實你是不是沒有完全理解甚麼是反饋式餵養呢?

我現在看見水果、肉、蛋、奶就像看見敵人一樣,孩子的扁桃體發炎和咳嗽就跟噩夢一樣纏繞着我。

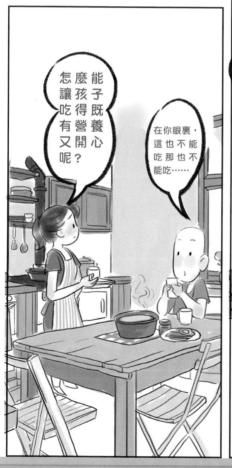

能孩子既養心怎麼讓孩子吃得有營又開心呢?

在你眼裏,這也不能吃那也不能吃……

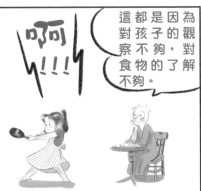

啊啊!!!!

這都是因為對孩子的觀察不夠,對食物的了解不夠。

反饋式餵養並不等於不吃肉、蛋、奶或水果,反饋式餵養的重點在於「嘗試」、「觀察」和找到每個孩子的規律。

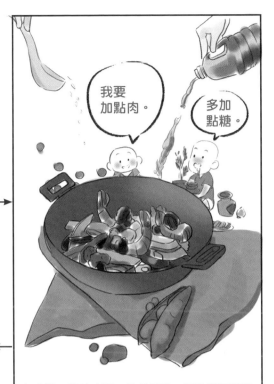

我要加點肉。

多加點糖。

有時候,即使吃素,也會積食,因為菜可能比較油,或含糖量比較高。這個時候如果再多吃一點肉,那就肯定會積食了。

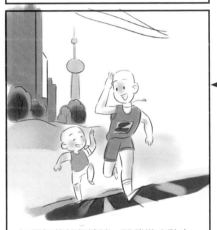

如果飯菜都很清淡,那稍微吃點肉、蛋、奶,再加強運動,可能也沒有大的問題。

孩子餵養第一原則:
吃原味的食物

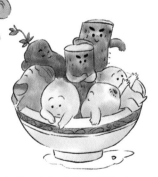

以蒸煮的方式來烹飪食物,能讓孩子吃到食物的原味,原味的食物讓孩子更容易在第一時間分辨到,它是不是自己身體需要的食物。

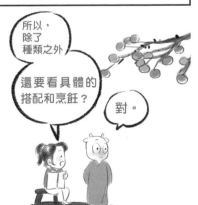

所以,除了種類之外

還要看具體的搭配和烹飪?

對。

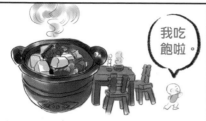

我吃飽啦。

如排骨湯，可能吃夠了就不吃了。

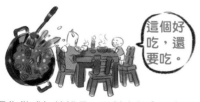

這個好吃，還要吃。

如果你做成紅燒排骨，那基本就會吃多了。

孩子餵養第二原則：根據孩子當下的情況選擇食材

關於食材給孩子帶來的影響，需要長期學習和觀察。

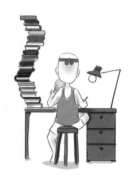

椒鹽烤饅頭

當孩子濕重，又顯示出寒象的時候，就可以稍微吃一點溫燥的食物，把濕去掉。如烤饅頭，可以放一點點椒鹽，給孩子當零食吃。

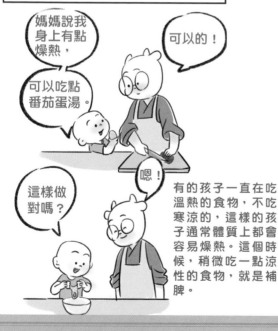

媽媽說我身上有點燥熱，可以吃點番茄蛋湯。

可以的！

這樣做對嗎？

嗯！

有的孩子一直在吃溫熱的食物，不吃寒涼的，這樣的孩子通常體質上都會容易燥熱。這個時候，稍微吃一點涼性的食物，就是補脾。

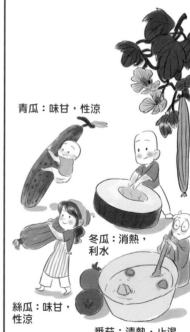

青瓜：味甘，性涼

冬瓜：消熱，利水

絲瓜：味甘，性涼

番茄：清熱，止渴

身體需要陰陽平衡，因此可以適量補充相應的食物。例如說當季的涼性蔬菜，夏天可以吃點冬瓜湯、番茄蛋湯。

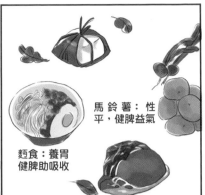

馬鈴薯：性平，健脾益氣

麵食：養胃健脾助吸收

牛肉：性溫，安中益氣

虛寒、陽氣不足、舌苔長期偏白、容易感冒的孩子，可以適當吃一些偏陽的食物，如南瓜、馬鈴薯、麵食；如果能消化肉類，可以選擇牛肉湯。

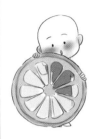

虛寒的脾胃不喜歡寒涼的食物啊。

虛寒的孩子一定要注意，別攝入過多生冷的食物。

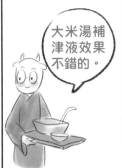

大米湯補津液效果不錯的。

雖然平時的體質是虛寒的，但是忽然有一次生病是熱證，這時候就不要去溫補了，因為會消耗更多的津液。養病期間，可以每天喝點大米湯來生津。

孩子餵養第三原則：吃自然生長的食物

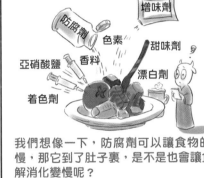

防腐劑 增味劑 色素 甜味劑 亞硝酸鹽 香料 漂白劑 着色劑

我們想像一下，防腐劑可以讓食物的分解變慢，那它到了肚子裏，是不是也會讓食物的分解消化變慢呢？

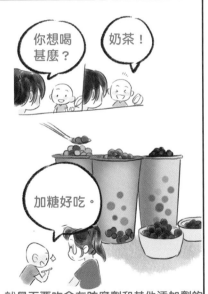

你想喝甚麼？

奶茶！

加糖好吃。

就是不要吃含有防腐劑和其他添加劑的食物，如包裝好的米粉。

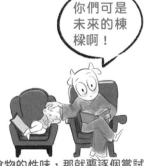

你們可是未來的棟樑啊！

如果不了解食物的性味，那就要逐個嘗試記錄觀察，甚麼食物吃了睡得好、拉得好、精神好。這是一項長期的工作，每個家長都需要去學習總結啊。

五穀為養，五菜為充。

——《黃帝內經》

　　有很多家長問，孩子當下能不能吃肉、蛋、奶，應該吃溫熱的還是清熱的食物？對此，並沒有統一的答案，因為每個孩子的情況都不一樣，而且每時每刻都在變化。儘管如此，我們還是有一些大的原則可以共同遵守。

【第一原則：吃原味的食物】

　　用蒸煮的方式來烹飪食物，讓孩子吃到食物的原味。原味的食物能讓孩子在第一時間分辨出自己當下的身體到底需不需要它。

【第二原則：根據孩子當下的情況選擇食材】

　　如果吃了以後大便很順暢、形狀和顏色正常、睡眠安穩，那麼暫時可以認為這個食物身體是能接受的。

　　如果吃了以後睡眠不好、大便不好、病情容易反覆，就可能需要換一種食物了，因為這並不是攝入不足，而是消化吸收不足了。

　　關於食材給孩子帶來的影響，是需要長期學習和觀察的。

【第三原則：吃自然生長的食物】

　　其實就是少吃含有防腐劑和其他添加劑的食物。例如，包裝好的輔助食品，其中的防腐劑會延緩食物的腐敗，也相應地會影響身體自然的生長發育。

　　另外，可以給孩子吃易消化、偏性小且有營養的食物。推薦給孩子吃五穀，如稀粥、湯麵類食物，較小的孩子可以喝米油、小麵湯。蔬菜的話，儘量選擇本地的、應季的品種。

小口小口喝溫開水

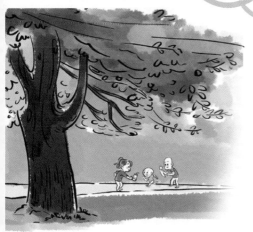

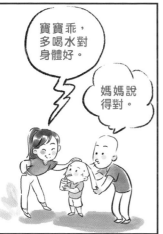

寶寶乖，多喝水對身體好。

媽媽說得對。

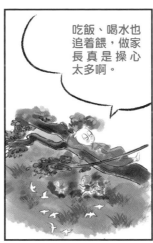

吃飯、喝水也追着餵，做家長真是操心太多啊。

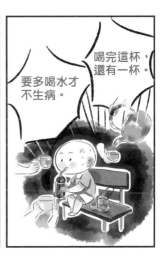

要多喝水才不生病。

喝完這杯，還有一杯。

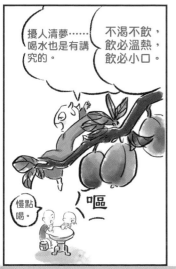

擾人清夢……喝水也是有講究的。

不渴不飲，飲必溫熱，飲必小口。

慢點喝。

嘔

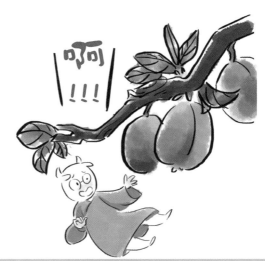

啊！！！

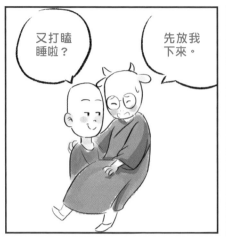

又打瞌睡啦？

先放我下來。

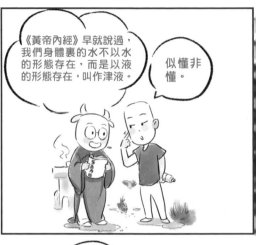

《黃帝內經》早就說過，我們身體裏的水不以水的形態存在，而是以液的形態存在，叫作津液。

似懂非懂。

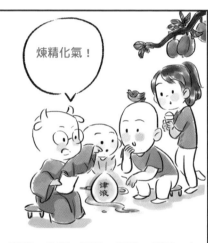

煉精化氣！

津液

腦髓、骨髓、眼淚、唾液、精液、血液等都是我們身體裏的津液。

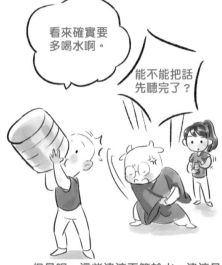

看來確實要多喝水啊。

能不能把話先聽完了？

但是呢，這些津液不等於水。津液是轉化過的水。

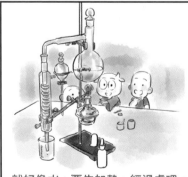

就好像水，要先加熱，經過處理，才能形成蒸餾水。

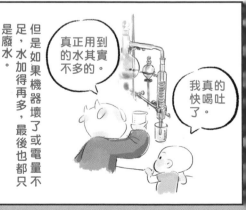

但是如果機器壞了或電量不足，水加得再多，最後也都只是廢水。

真正用到的水其實不多的。

我真的快喝吐了。

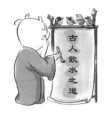

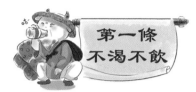

又或者在不太適合的 時間猛喝水的場景

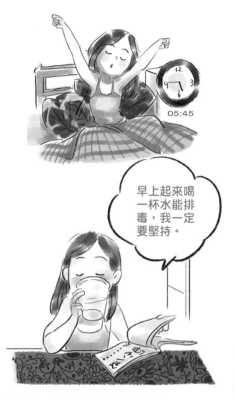

早上起來喝一杯水能排毒，我一定要堅持。

有人說，早上起來要先喝一杯水。
對於有些人來說，這杯水可能能排毒；對於代謝能力不好的人來說，這是增加水飲。

總有一些不想喝水又 不得不喝水的場景

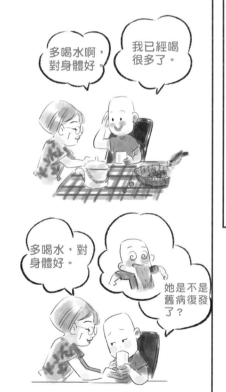

多喝水啊，對身體好。

我已經喝很多了。

多喝水，對身體好。

她是不是舊病復發了？

你不想喝水的時候，硬要灌水進去，身體是受不了的。

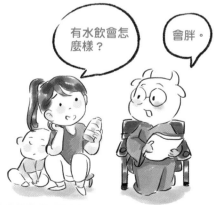

有水飲會怎麼樣？

會胖。

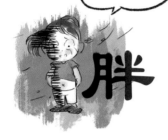

這麼直接說人家胖……

水飲還會導致頭暈、胃口不好、咳嗽，等等。

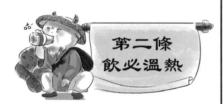

第二條
飲必溫熱

用柴火還是用自己的身體增加水的熱能，這道題不難選吧？

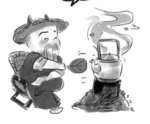

為甚麼要喝溫水呢？因為水性陰寒，我們加熱它，可以增加它的熱能。這樣水到了肚子裏面以後，人體就不需要再耗費更多熱能去轉化它，我們也就很容易得到津液了。

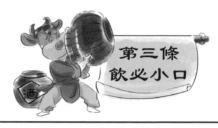

第三條
飲必小口

意思是喝水的時候不要大口地喝。為甚麼呢？

是啊，我們喝的水也是到胃裏。

咦，原來我吃的都跑到胃裏了。

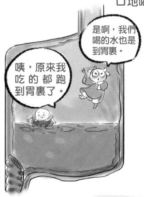

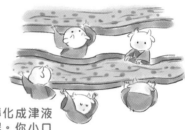

腸胃將水轉化成津液有一個過程。你小口喝水的時候，慢慢地吸收，你會感覺到很快就不那麼口渴了，這樣吸收效果會更好。

怎麼了？

跟我來

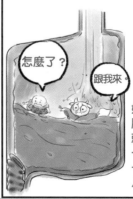

如果你大口喝水，超過了脾胃的消化吸收能力，水就不能轉化為津液，其中一部分可能形成水飲，另一部分會隨着食物殘渣進入大腸。

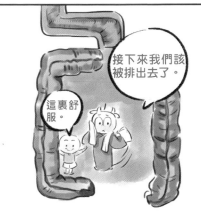

接下來我們該被排出去了。

這裏舒服。

大腸會繼續吸收食物殘渣裏的水分,將其轉化成津液,不能被吸收的就會隨着糞便被排出體外。

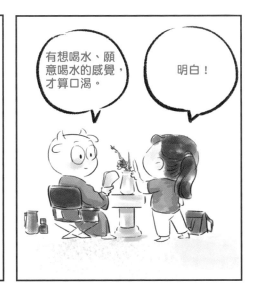

有想喝水、願意喝水的感覺,才算口渴。

明白!

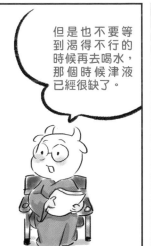

但是也不要等到渴得不行的時候再去喝水,那個時候津液已經很缺了。

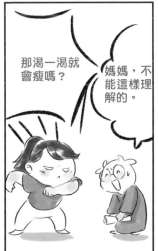

那渴一渴就會瘦嗎?

媽媽,不能這樣理解的。

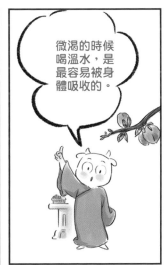

微渴的時候喝溫水,是最容易被身體吸收的。

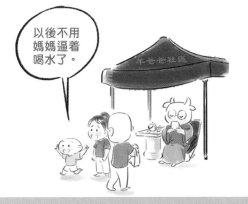

以後不用媽媽逼着喝水了。

要常常關注自己身體的感受,需要與否,需要多少,自己最清楚。

欲得飲水者，少少與飲之。

——《傷寒論》

中醫提倡的飲水法則是：不渴不飲，飲宜溫熱，小口慢之。

【不渴不飲：身體更懂你喝水的需求】

水需要經過脾胃的消化吸收才能轉化為津液。水屬陰，運化成津液的過程需要消耗一定的陽氣。

如果明明不渴，卻為了達到每天八杯水的要求而喝了過多的水，超出了脾胃的運化能力，那就可能會出現肚脹、噁心，肚子裏出現咕嚕咕嚕的水聲，食慾也可能會下降。

【飲宜溫熱：溫熱的水更適合身體的需求】

如果喝了冷水，脾胃會先用氣血把它們溫暖到可以吸收的溫度，這就需要消耗能量；喝溫熱的水，就可以省去這個環節，從而更快、更輕鬆地消化吸收水分。

很多人喜歡喝的冰水，會降低腸胃的溫度，減緩局部的氣血循環，水和食物的消化都會受到影響。時間長了，脾胃的陽氣就會被寒氣所傷。

【小口慢之：慢慢地、小口小口地喝水】

讓水成為津液，才是喝水的目的。水的吸收利用率和喝水的速度有很大的關係。大口喝水的時候，大量的水往往會隨着尿液和大便排出，利用率並不高。而小口喝水，是跟隨着腸胃消化運動的節奏去供給，喝得慢，每口少喝點，反而利用率更高。身體接收到了，才更解渴。

水果那麼多，能隨便吃嗎？

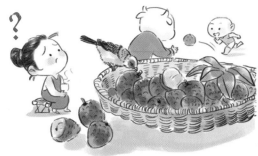

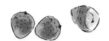

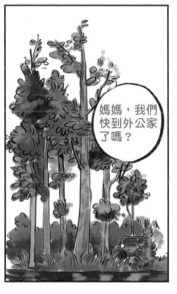

媽媽，我們快到外公家了嗎？

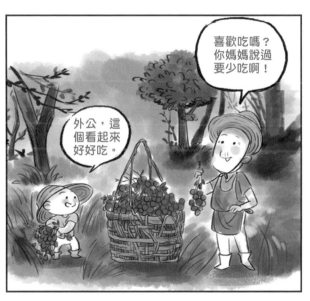

喜歡吃嗎？你媽媽說過要少吃啊！

外公，這個看起來好好吃。

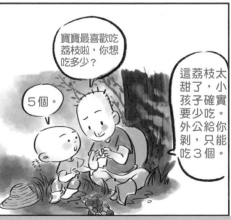

寶寶最喜歡吃荔枝啦，你想吃多少？

5個。

這荔枝太甜了，小孩子確實要少吃。外公給你剝，只能吃3個。

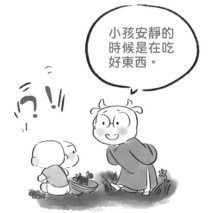

小孩安靜的時候是在吃好東西。

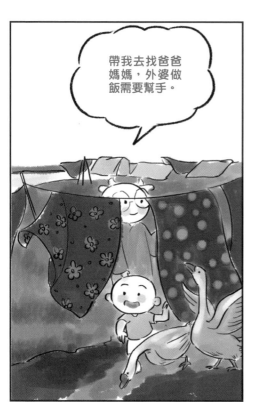

帶我去找爸爸媽媽，外婆做飯需要幫手。

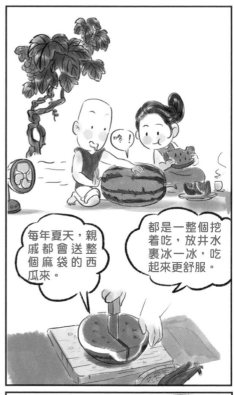

哆！

每年夏天，親戚都會送整個麻袋的西瓜來。

都是一整個挖着吃，放井水裏冰一冰，吃起來更舒服。

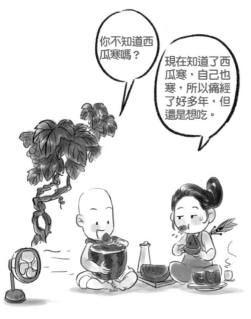

你不知道西瓜寒嗎？

現在知道了西瓜寒，自己也寒，所以痛經了好多年，但還是想吃。

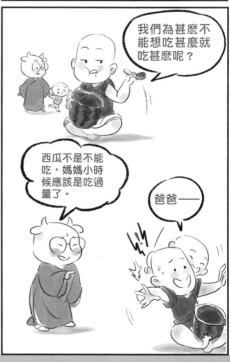

我們為甚麼不能想吃甚麼就吃甚麼呢？

西瓜不是不能吃，媽媽小時候應該是吃過量了。

爸爸——

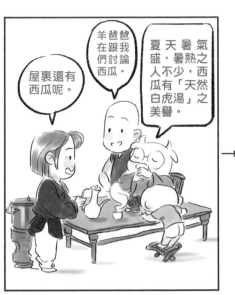

屋裏還有西瓜呢。

羊爸爸在跟我們討論西瓜。

夏天暑氣盛，暑熱之人不少，西瓜有「天然白虎湯」之美譽。

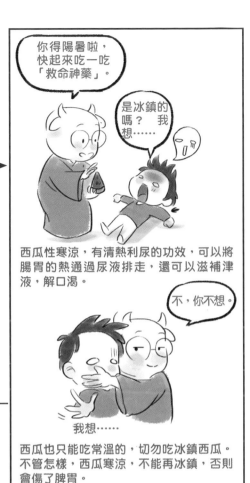

你得陽暑啦，快起來吃一吃「救命神藥」。

是冰鎮的嗎？我想……

西瓜性寒涼，有清熱利尿的功效，可以將腸胃的熱通過尿液排走，還可以滋補津液，解口渴。

不，你不想。

我想……

西瓜也只能吃常溫的，切勿吃冰鎮西瓜。不管怎樣，西瓜寒涼，不能再冰鎮，否則會傷了脾胃。

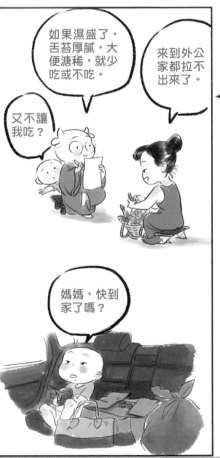

如果濕盛了，舌苔厚膩，大便溏稀，就少吃或不吃。

來到外公家都拉不出來了。

又不讓我吃？

媽媽，快到家了嗎？

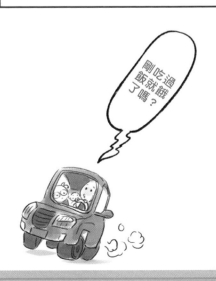

剛吃過飯就餓了嗎？

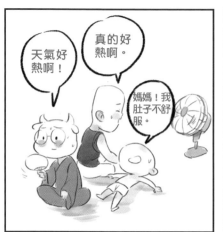

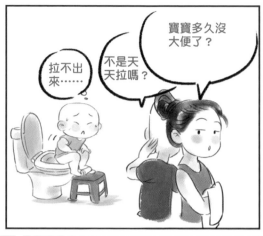

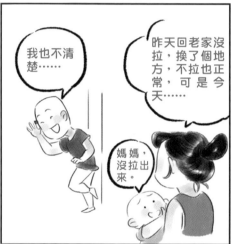

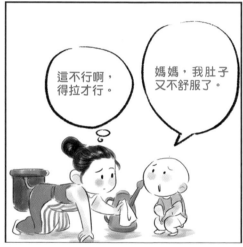

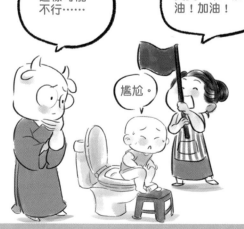

小兒推助便法

揉腹5分鐘，順時針是拉，逆時針是止。

揉腹 5 分鐘

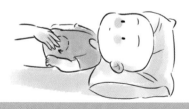

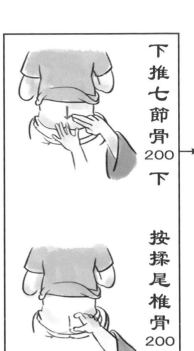

下推七節骨 200 下　　按揉尾椎骨 200 下

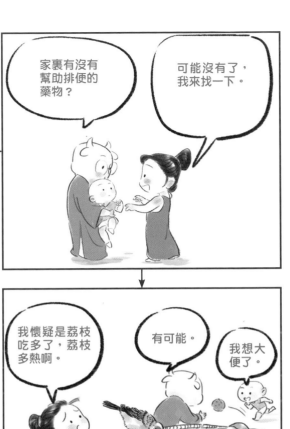

家裏有沒有幫助排便的藥物？

可能沒有了，我來找一下。

我懷疑是荔枝吃多了，荔枝多熱啊。

有可能。

我想大便了。

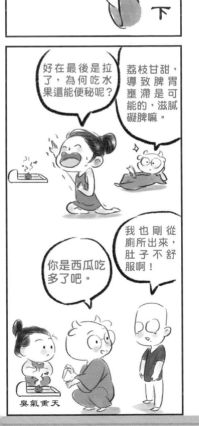

好在最後是拉了，為何吃水果還能便秘呢？

荔枝甘甜，導致脾胃壅滯是可能的，滋膩礙脾嘛。

你是西瓜吃多了吧。

我也剛從廁所出來，肚子不舒服啊！

臭氣熏天

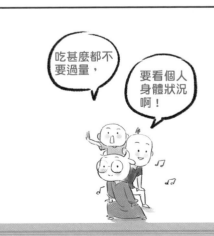

吃甚麼都不要過量，

要看個人身體狀況啊！

五果為助。

——《黃帝內經》

【能吃多少水果，由身體說了算】

能不能吃，能吃多少，都由身體說了算。

如果孩子脾胃很好，陽氣充足，運動量大，平時大便規律順暢，睡眠安穩，那麼稍微多吃點水果也沒事。但對於大部分孩子和成年人來說，**水果的性質大都偏濕偏寒，不建議多吃。**

如果孩子處於生病期，消化水果會消耗更多的能量和氣血，也會使得腸胃受寒受濕，病就更不容易好，這時候就要忌口。

【平時可以吃甚麼水果呢】

建議選擇當季當地產的水果。

例如，夏天的西瓜可以解暑，秋天的梨可以潤肺，在當時那個季節吃一點是有好處的，但其他季節吃就不那麼合適。

生活在南方，可以選擇柑橘類水果；生活在北方，可以選擇蘋果、梨等水果。

但是，如果孩子本身是虛寒體質，可以選擇吃一點溫性的水果，如柑桔、榴槤、荔枝、龍眼等。寒涼性質的水果，應該減少進食。

【吃水果後出現了不消化的症狀，該怎麼做】

當下狀態還不錯的孩子，可以嘗試多做一些運動，把寒濕耗掉。

已經出現腹瀉症狀的孩子，可以用艾灸或者肚臍貼溫暖中焦。

出現便秘症狀的孩子，可以做推拿，下推七節骨、按揉尾椎骨等。

還有一點很關鍵，媽媽要留心，這次是吃了甚麼、吃了多少引發的不舒服，下次再給孩子吃水果時就要避免同樣的問題發生。

祛濕還用
紅豆薏米？

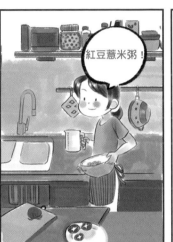

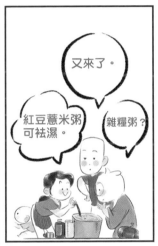

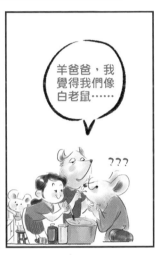

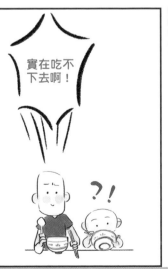

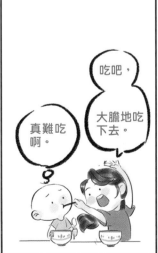

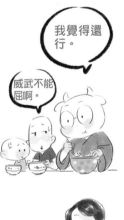

為何突然想起來吃紅豆薏米粥呢？

都說千寒易去，一濕難除，

大家不是在祛濕，就是在祛濕的路上。

那你覺得紅豆薏米粥就適合每一個人的體質嗎？

大家都是這麼吃的。

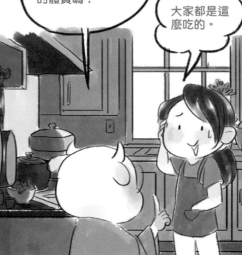

你喝了這麼久的紅豆薏米粥，現在還濕嗎？

嗯，這是個好問題。

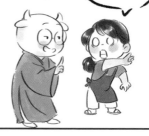

徹底覺悟

舌苔白
齒痕明顯
舌體濕

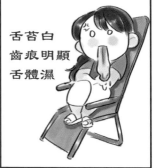

媽媽的體質偏虛寒，紅豆薏米粥看來是不對證了。

統統倒掉。

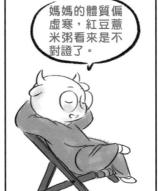

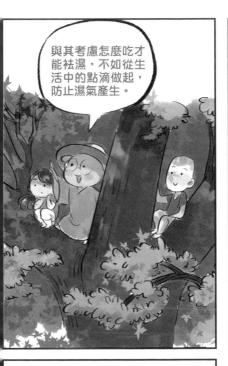

與其考慮怎麼吃才能祛濕，不如從生活中的點滴做起，防止濕氣產生。

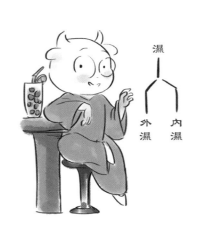

濕

外濕　內濕

濕氣是體內不能正常運化的污濁水氣，包括外濕和內濕。濕氣會阻礙全身氣血的運化，影響身體的各方面啊。

外濕場景

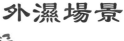

舒服

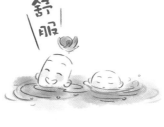

噗

① 夏天游泳的孩子特別多。水較為陰冷，容易生濕，建議不要游太久。

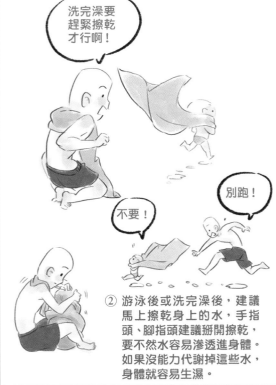

洗完澡要趕緊擦乾才行啊！

不要！

別跑！

② 游泳後或洗完澡後，建議馬上擦乾身上的水，手指頭、腳指頭建議掰開擦乾，要不然水容易滲透進身體。如果沒能力代謝掉這些水，身體就容易生濕。

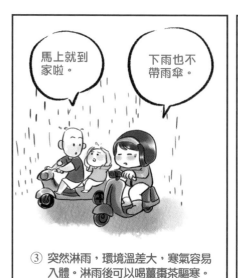

馬上就到家啦。

下雨也不帶雨傘。

③ 突然淋雨，環境溫差大，寒氣容易入體。淋雨後可以喝薑棗茶驅寒。

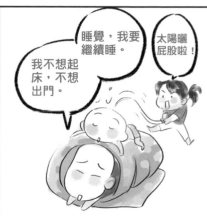

我不想起床，不想出門。

睡覺，我要繼續睡。

太陽曬屁股啦！

④ 居住的環境潮濕，久不曬太陽，人也容易看起來黏黏的。脾濕困體，人很容易睡不醒。建議曬曬被子，曬曬自己。

內濕場景

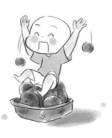

① 喜歡吃寒涼的蔬果，脾運化能力下降，容易生濕濁。

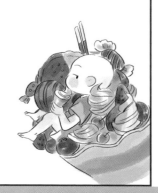

② 過食油膩、甜食也容易傷脾，影響脾的運化，容易生濕濁。

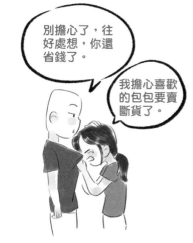

別擔心了，往好處想，你還省錢了。

我擔心喜歡的包包要賣斷貨了。

③ 思傷脾。思慮過度，身體勞累，也會傷脾生濕。要保持開朗。

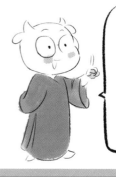

用甚麼藥物祛濕，都要先分辨好自身的體質，亦能從身邊的小事預防起來！

諸濕腫滿，皆屬於脾。

———《黃帝內經》

【祛濕之日常調理】

濕氣重常見於較為懶惰人群，越不動，濕越重；濕越重，越不想動，形成了惡性循環。所以，有濕邪的人一定要動起來，堅持經常做運動，以激發自身的陽氣，促進全身氣、血、津液的循環。

此外，從生活環境來說，如果居住的環境比較潮濕，可以考慮在房間裏熏艾，或經常將室內的被子、衣物等拿出去曬一曬。當然，也可以考慮給自己艾灸、刮痧或拔罐。但是要注意，如果是濕熱合併，還是慎選艾灸，可以先面診中醫再決定是否做。

【祛濕之藥浴方】

寒濕的人可以選擇藥浴方——溫膽湯加花椒泡腳。 此方包括枳實、陳皮、竹茹、甘草、生薑等。

濕熱重的人，飲食忌口配合運動是很關鍵的。如果吃藥，建議找醫生，找到引起濕熱的原因才好對症下藥。

風濕關節疼痛的人，可以選擇泡腳或敷局部疼痛的關節：艾葉、徐長卿、蒼朮、獨活、桑枝、秦艽、雞血藤、杜仲、花椒。

【祛濕之外治法】

拔罐：有濕的人，可以考慮拔罐。但要注意，罐法始終還是有點洩氣，並不是拔越多越好。

艾灸：用於寒濕或濕熱，濕熱是以濕為主、熱不重的。艾灸保健可選擇灸中脘穴、足三里穴或湧泉穴。

穴位按摩：經常敲打脾經（大腿內側），配合點揉足三里、三陰交、陰陵泉等穴位。其實，作為日常保健，我們都可以敲打下肢，從下至上，以輕柔適中的力度緩慢均勻地敲打即可。

【祛濕之情志調養】

情志得暢，則整身氣機不堵。無論甚麼疾病，給予甚麼治療，情志的調養都應該是第一位的。

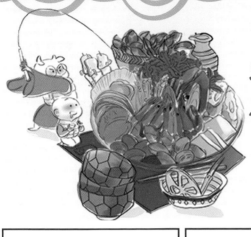

病後讓身體再排排病邪

如果你的孩子病剛好，

除了日常的病後護理外，

這些你也需要懂！

病後孩子會咳幾聲。

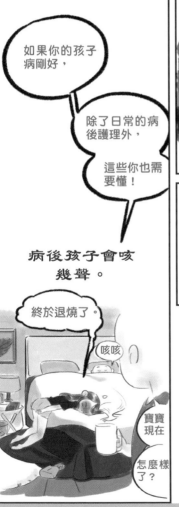

終於退燒了。

咳咳

寶寶現在怎麼樣了？

體溫正常了。

折騰了一個晚上，我心好累。

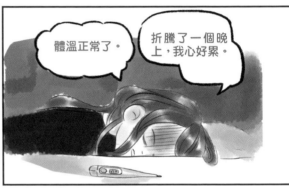

小麵湯攪拌起來……

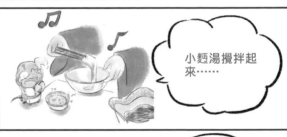

病剛好，不愛吃飯，正常正常。

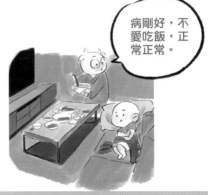

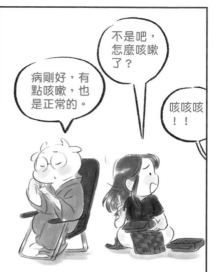

不是吧，怎麼咳嗽了？

病剛好，有點咳嗽，也是正常的。

咳咳咳！！

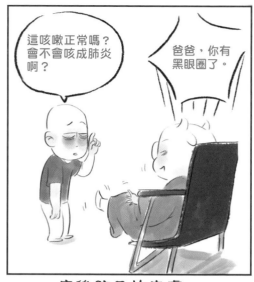

這咳嗽正常嗎？會不會咳成肺炎啊？

爸爸，你有黑眼圈了。

這樣講好像真不是壞事。

出現咳嗽是因為要把肺裏的廢水、垃圾咳出來。在經歷發燒以後，正邪鬥爭會留下一些戰場「垃圾」，身體肯定是要把它處理掉的。

病後孩子的皮膚摸起來發涼。

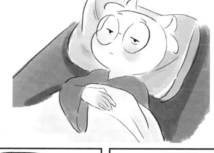

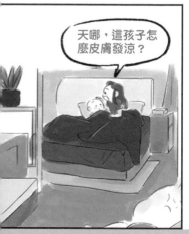

天哪，這孩子怎麼皮膚發涼？

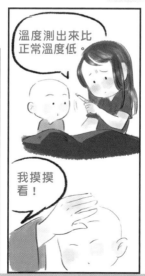

溫度測出來比正常溫度低。

我摸摸看！

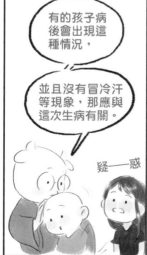

有的孩子病後會出現這種情況，

並且沒有冒冷汗等現象，那應與這次生病有關。

疑一惑

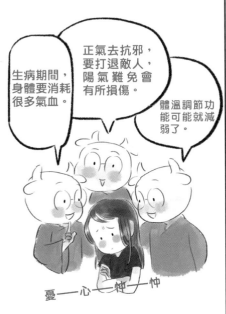

生病期間，身體要消耗很多氣血。

正氣去抗邪，要打退敵人，陽氣難免會有所損傷。

體溫調節功能可能就減弱了。

憂——心——忡——忡

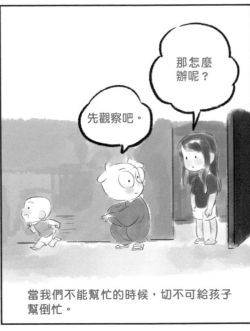

那怎麼辦呢？

先觀察吧。

當我們不能幫忙的時候，切不可給孩子幫倒忙。

2 小時過去了……

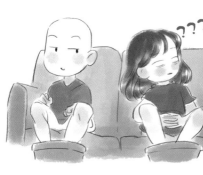

???

3 小時過去了……

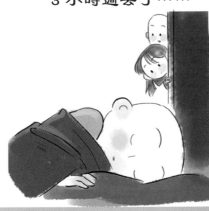

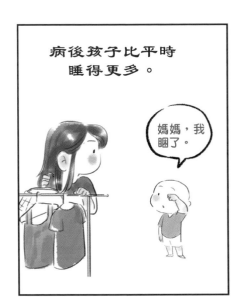

病後孩子比平時睡得更多。

媽媽，我睏了。

4 小時過去了……

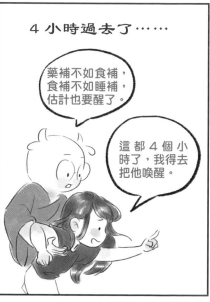

藥補不如食補，食補不如睡補，估計也要醒了。

這都4個小時了，我得去把他喚醒。

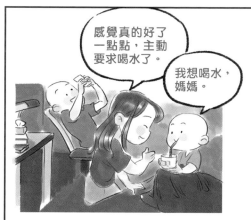

感覺真的好了一點點，主動要求喝水了。

我想喝水，媽媽。

如果孩子不是嗜睡、昏睡或者叫不醒，就不用太擔心。在睡眠過程中，人的一切腦力和體力活動暫停，所有的氣血都聚集在脾胃裏，進行身體的修復工作，生產出更多的細胞、氣血、津液和精氣神。

所以，我們要學會觀察孩子。

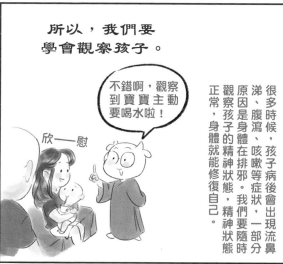

欣——慰

不錯啊，觀察到寶寶主動要喝水啦！

很多時候，孩子病後會出現部分流鼻涕、腹瀉、咳嗽等症狀，原因是身體在排邪。我們要隨時觀察孩子的精神狀態。精神狀態正常，身體就能修復自己。

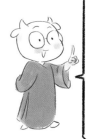

可以做揉腹、搓背等提升孩子的正氣。建議清淡飲食，不給孩子忌口肉、蛋、奶、水果。可以適量增加一些運動。添麻煩孩子的脾胃，

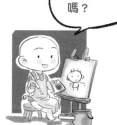

畫畫也算嗎？

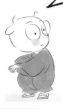

很好，都會開玩笑了。

~ 闡述 ~

食能排邪而安臟腑。

——《備急千金要方》

孩子病剛好的那幾天，主要的症狀都沒有了，但身體狀態還是會與生病之前不大一樣。這段時間，就是病後的恢復期，通常來說，大概是 7 天。

【恢復期可能的表現】

孩子病後恢復期的常見表現是：咳嗽大致好了，但還會偶爾咳嗽；或體溫比平時低一些，摸上去發涼；或食慾不像之前那麼好；或積食已經排乾淨了，但後面幾天又會不好好大便；或精神不太好，睡的時間比往常久。

這個時期，外部的邪氣雖然大部分都清除了，但內部的邪氣可能還沒有完全清理乾淨，身體需要把痰和寒再往外排一排。也因為身體裏剛經過一場「戰爭」，脾胃的功能、氣血的水平都還沒恢復到生病之前的狀態，所以整體還比較虛弱。

【恢復期的關鍵是養】

飲食以清淡、好消化為主，忌吃水果、肉、蛋等相對難消化的食物，不要再給虛弱的脾胃增加負擔。注意避寒保暖，不要再次受風受涼。多靜養，不要病剛好就玩得太累。排病邪期間，如果養得好，體質會改善很多。

父母可以多觀察，看看上面的症狀是不是在逐漸減輕。同時多一些耐心，讓孩子的身體自己慢慢恢復。

【恢復期的另類調養】

如果還有痰和咳嗽，可以煮白蘿蔔陳皮水、做工字搓背或者泡腳來幫助排痰。如果孩子比較虛寒，可以用肚臍貼和艾灸來溫暖中、下焦，溫化寒飲。

病後養護
孩子的脾胃

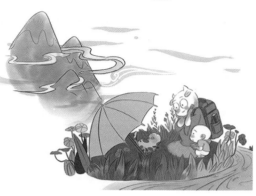

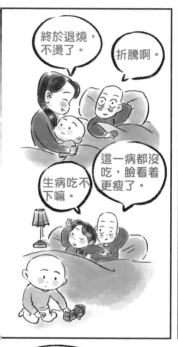

終於退燒，不燙了。

折騰啊。

生病吃不下嘛。

這一病都沒吃，臉看着更瘦了。

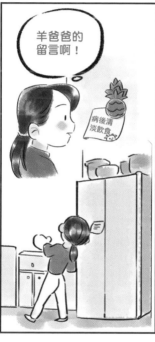

羊爸爸的留言啊！

病後清淡飲食

病剛好，沒胃口是正常的，少吃點沒關係。

第二天

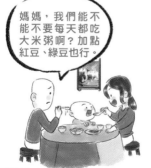

媽媽，我們能不能不要每天都吃大米粥啊？加點紅豆、綠豆也行。

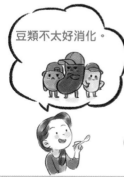

豆類不太好消化。

好好好，你說的都對。

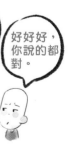

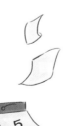

5

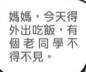
媽媽，今天得外出吃飯，有個老同學不得不見。

行，我給孩子帶點粥過去，他病剛好，可不敢亂吃。

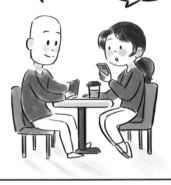

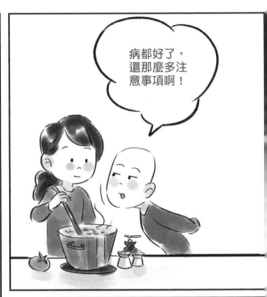
病都好了，還那麼多注意事項啊！

就餐中……

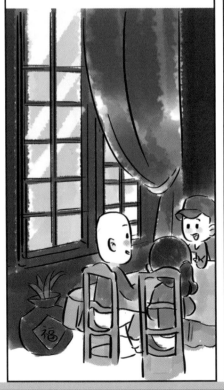

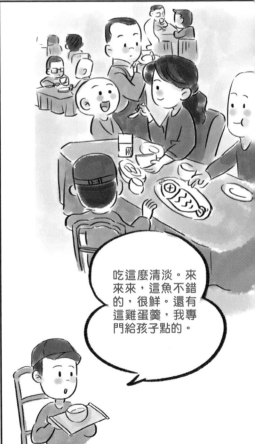
吃這麼清淡。來來來，這魚不錯的，很鮮。還有這雞蛋羹，我專門給孩子點的。

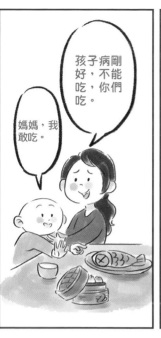

媽媽，我敢吃。

孩子病剛好，不能吃，你們吃。

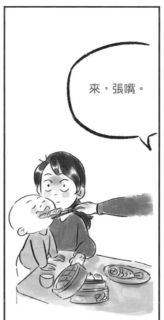

來，張嘴。

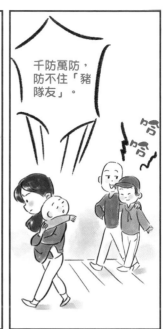

千防萬防，防不住「豬隊友」。

哈哈

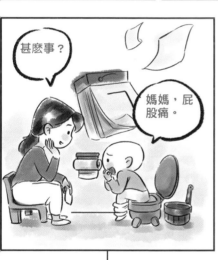

甚麼事？

媽媽，屁股痛。

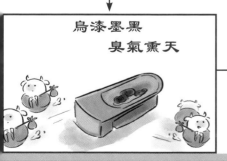

烏漆墨黑
臭氣熏天

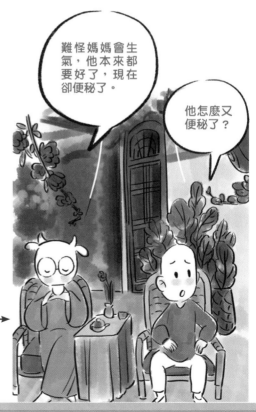

難怪媽媽會生氣，他本來都要好了，現在卻便秘了。

他怎麼又便秘了？

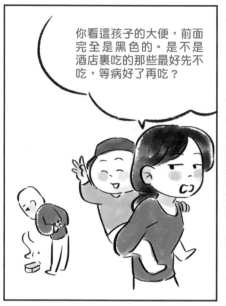

你看這孩子的大便，前面完全是黑色的。是不是酒店裏吃的那些最好先不吃，等病好了再吃？

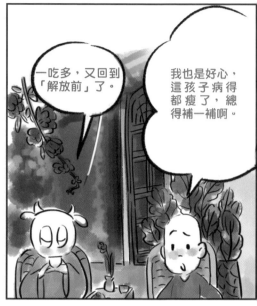

一吃多，又回到「解放前」了。

我也是好心，這孩子病得都瘦了，總得補一補啊。

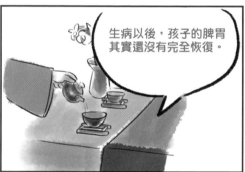

生病以後，孩子的脾胃其實還沒有完全恢復。

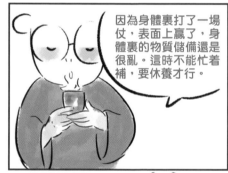

因為身體裏打了一場仗，表面上贏了，身體裏的物質儲備還是很亂。這時不能忙着補，要休養才行。

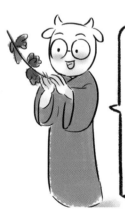

脾胃裏的氣血還沒有恢復，津液也沒養夠。吃得不消化，一下子就堵住了，堵得久了，大便就黑了。

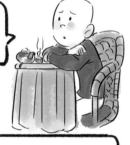

難怪媽媽一直強調病後 7 天要清淡飲食，原來是這個道理。

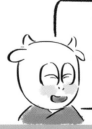

便秘是小事。有的孩子病後不注意飲食，還會反覆感冒、咳嗽和發燒，所以很多體質問題或慢性病都和病後的養護有關。

百病皆由脾胃衰而生也。

——《脾胃論》

　　生病之後的調養，就是要**給脾胃和身體時間去恢復正氣**。

　　因為病剛好的時候，雖然表面上發燒、感冒、流鼻涕等症狀都沒有了，但身體內部可能還沒有完全恢復。氣、血、津液剛剛經過一場「硬仗」，有不少的損耗，需要好好緩解。

　　脾胃也一樣，可能還很虛弱，遇上溫暖、好消化的食物，還能勉強對付。如果是肉、蛋、奶，可能就會崩潰。一旦脾胃不能正常工作，全身的氣、血、津液也都得不到供給，這場病就更難徹底地好了。

【養脾胃：注意飲食】

　　要吃能濡養脾胃的食物，如米油、小麵湯。水果、肉、蛋、有添加劑的零食暫時不吃。

【養脾胃：揉肚子】

　　父母可以搓熱雙手，然後用溫熱的手貼着孩子的肚子，順時針或者逆時針揉即可。

　　一般在孩子睡着的時候揉。讓孩子平躺在床上，父母坐在旁邊。夏天的時候可以提起衣服揉；秋冬較冷的時候，也可以隔着衣服給孩子揉。

　　揉肚子的時間方面，建議 1 歲以內的孩子揉 15 分鐘左右，1 歲以上的孩子可以揉半小時以上。

　　揉肚子不僅可以幫助孩子恢復脾胃的運化能力，還能增加孩子脾胃的氣血和能量，恢復胃口。

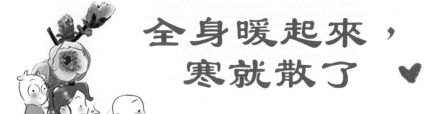

全身暖起來，寒就散了

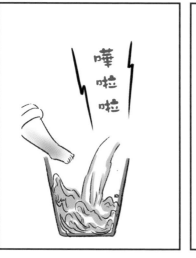

嘩啦啦

媽媽，很熱！

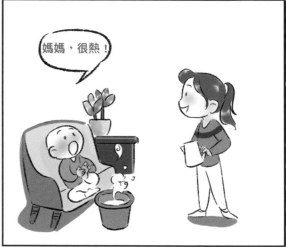

泡上啦？

真舒服，熱點才舒服。

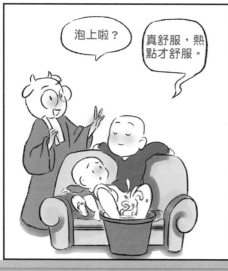

可不，腳都麻了、累了。

泡腳不錯，可以緩解身體的疲勞。

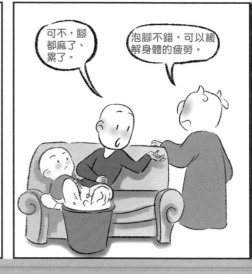

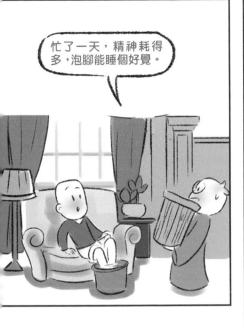

忙了一天，精神耗得多，泡腳能睡個好覺。

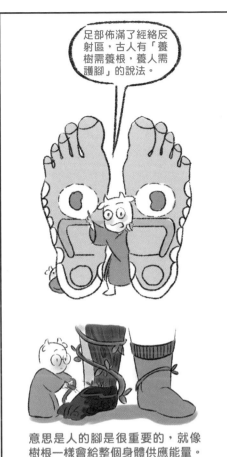

足部佈滿了經絡反射區，古人有「養樹需養根，養人需護腳」的說法。

意思是人的腳是很重要的，就像樹根一樣會給整個身體供應能量。

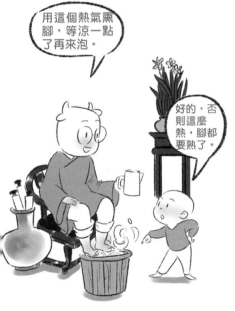

用這個熱氣熏腳，等涼一點了再來泡。

好的，否則這麼熱，腳都要熟了。

用同樣溫度的水去泡雙手雙腳，會發現，泡雙腳的時候全身熱起來更快、更均勻、更容易出汗，而泡雙手則會慢很多，出汗也會少很多。

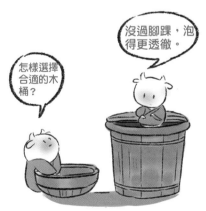

沒過腳踝，泡得更透徹。

怎樣選擇合適的木桶？

泡時，最好選擇沒過腳踝的木桶，泡到微微出一層汗就停。

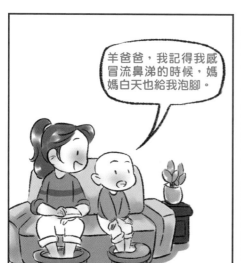

羊爸爸，我記得我感冒流鼻涕的時候，媽媽白天也給我泡腳。

對，泡腳還可以治病。

泡腳的保健養生功效，主要得益於分佈在人體足部的六大經脈。這些經脈的不同作用，為泡腳賦予了不同的功效。

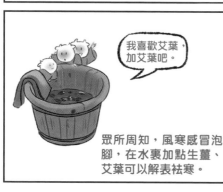

我喜歡艾葉，加艾葉吧。

眾所周知，風寒感冒泡腳，在水裏加點生薑、艾葉可以解表祛寒。

我是來做穴位模特兒的嗎？

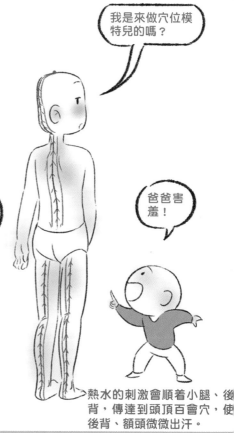

當身體的太陽經暖起來時，全身氣血都會被調動起來，寒邪也就散去了。

爸爸害羞！

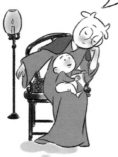

膀胱經除了是一條解表的大陽經，也是人體最大的「垃圾站」。

熱水的刺激會順着小腿、後背，傳達到頭頂百會穴，使後背、額頭微微出汗。

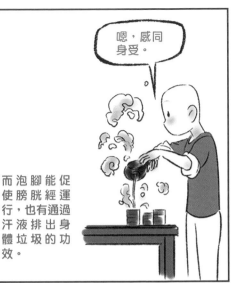

嗯，感同身受。

而泡腳能促使膀胱經運行，也有通過汗液排出身體垃圾的功效。

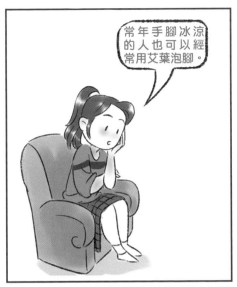

常年手腳冰涼的人也可以經常用艾葉泡腳。

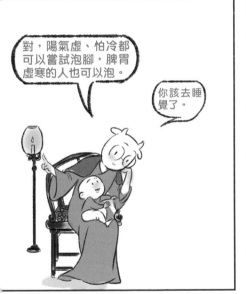

對，陽氣虛、怕冷都可以嘗試泡腳，脾胃虛寒的人也可以泡。

你該去睡覺了。

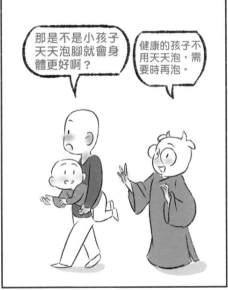

那是不是小孩子天天泡腳就會身體更好啊？

健康的孩子不用天天泡，需要時再泡。

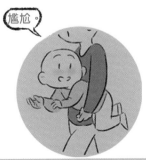

尷尬。

寒氣升，泡腳驅寒，消百病。

——《黃帝內經》

【小孩子泡腳】

風寒感冒的症狀為打噴嚏、流清鼻涕、發熱、咳嗽、頭昏重、嘔吐、腹瀉等，可以借助泡腳來微微發汗驅寒。症狀初起時，調理風寒感冒的泡腳常用中藥有：

艾葉：將10克艾葉放入水裏煮10分鐘，待溫度適合後泡腳10分鐘，微微出汗即停。

生薑：找一塊老薑洗淨拍碎，放入水裏煮10分鐘，待溫度適合後泡腳。

蔥白：選幾棵帶鬚的蔥，切蔥白、帶蔥鬚，放到鍋裏煮幾分鐘，待溫度適合後泡腳。

藿香正氣水：直接在熱水裏倒上兩瓶，待溫度合適後泡腳。

寒性體質的孩子，症狀一般為怕冷，吃寒涼東西容易腹瀉，一吹風就感冒，大便稀溏，常犯鼻炎、哮喘，夜尿頻等。可以選擇艾葉、乾薑，或玉屏風組合——黃芪、白朮、防風泡腳。

【泡腳的注意事項】

1. 小孩子足部發育尚未完全，不宜將泡腳作為調養而每天泡。生病期間泡兩三天就可以停了，平時保健可以選擇在節氣前後泡兩三天。

2. 泡腳時如果有汗出，微汗即可，切忌大汗淋漓。

3. 水溫要適宜。42-50℃就可以了，尤其是小孩子皮膚嬌嫩，切不可因追求熱度而導致燙傷。

4. 有心腦疾病的患者要慎重，如果有不適要及時停止。

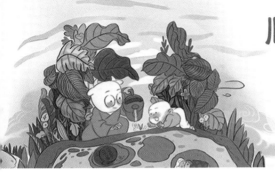

順應春天，
一起長高

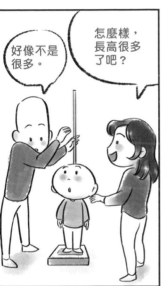

好像不是很多。

怎麼樣，長高很多了吧？

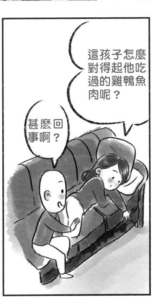

甚麼回事啊？

這孩子怎麼對得起他吃過的雞鴨魚肉呢？

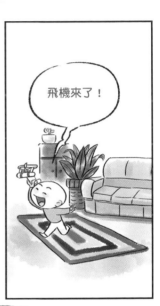

飛機來了！

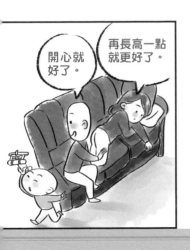

開心就好了。

再長高一點就更好了。

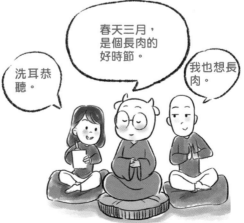

洗耳恭聽。

春天三月，是個長肉的好時節。

我也想長肉。

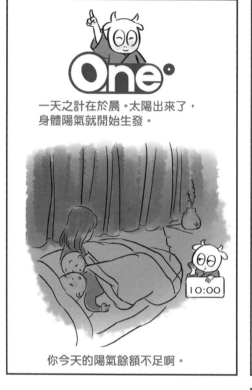

One。

一天之計在於晨。太陽出來了，身體陽氣就開始生發。

你今天的陽氣餘額不足啊。

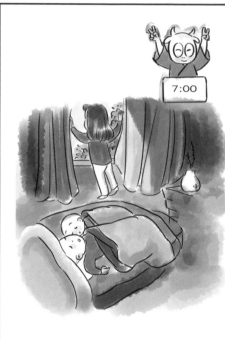

7:00

你今天的陽氣餘額充足啊。

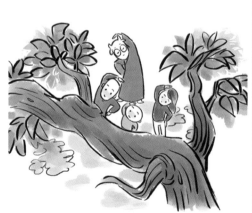

動則生陽。如果此時我們還在睡覺，那麼這個時候的陽氣你就得不到啊。

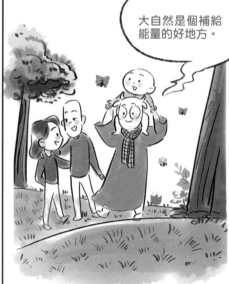

大自然是個補給能量的好地方。

春天的生發之氣來了，我們要經常在公園或小區裏散步、跑步，做自己喜歡的事情，這樣我們身體的陽氣就能得到生發。

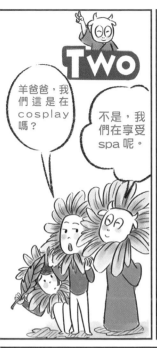

TWO

羊爸爸，我們這是在cosplay嗎？

不是，我們在享受spa呢。

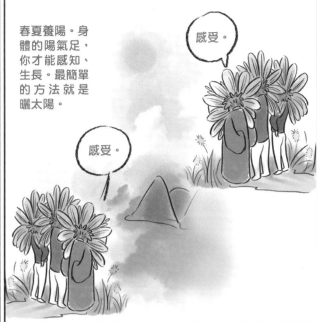

春夏養陽。身體的陽氣足，你才能感知、生長。最簡單的方法就是曬太陽。

感受。

感受。

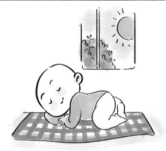

嬰幼兒曬太陽有助於全身血液循環，可祛黃疸，還能起到補鈣的作用。

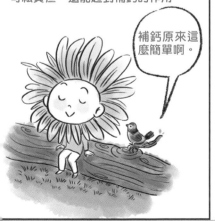

補鈣原來這麼簡單啊。

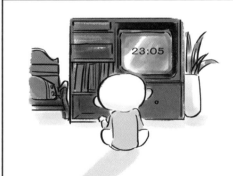

23:05

作息紊亂、熬夜會透支陽氣。仔細想想，很多時候孩子生病和作息紊亂脫不了關係。

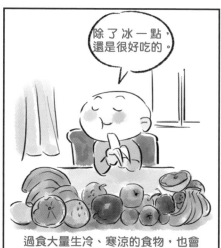

過食大量生冷、寒涼的食物，也會透支陽氣。

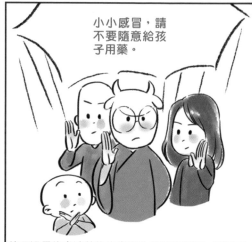

使用過量的寒涼藥物也會透支身體的陽氣，請慎重。

春三月，此謂發陳，天地俱生，萬物
以榮。

——《黃帝內經》

　　春夏秋冬，各有不同。古人的作息是「法於陰陽，和於術數」，我們現代人也應該像他們一樣，順應自然規律來調整自己的作息時間。

　　冬天要「早臥晚起，必待日光」，意思是一定要等太陽出來了再活動，不要去招惹邪氣。而立春一到，就要順應生發的氣機，早起開始一天的活動。

　　春天的時候，到處都是嫩嫩的芽、青青的顏色，整個自然界都處在萬物生發之中，充滿着生機。這時候，我們的氣血也是如此，傾向於從裏往外走。所以，春天要「夜臥早起，廣步於庭」。也就是說，春天宜晚睡早起，起床後在院子裏散散步，可以更好地體驗那種萬物生發的感覺，與大自然達成一種和諧的狀態。

　　對於孩子來講，也是一樣的。為甚麼春天更容易長肉呢？其實也是因為大自然的生發之氣給孩子帶來了幫助。

夏日的三伏天，一起來曬背啊！

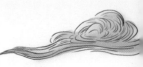

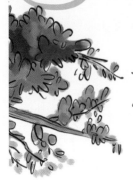

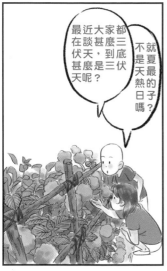

最近大家都在談甚麼三伏天，到底甚麼是三伏天呢？

不就是夏天最熱的日子嗎？

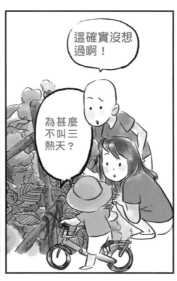

這確實沒想過啊！

為甚麼不叫三熱天？

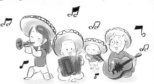

三伏天的「伏」可以理解為天氣太熱了，宜伏不宜動。

三伏天出現在小暑與大暑之間，是一年中氣溫最高且潮濕、悶熱的日子。這個「伏」裏也有寒涼潛伏着。

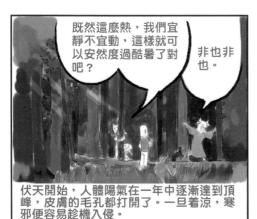

既然這麼熱，我們宜靜不宜動，這樣就可以安然度過酷暑了對吧？

非也非也。

伏天開始，人體陽氣在一年中逐漸達到頂峰，皮膚的毛孔都打開了。一旦着涼，寒邪便容易趁機入侵。

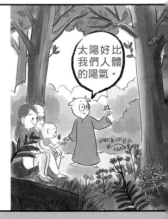

我們的陽氣是太陽所賜予的。夏天陽光強盛，曬太陽確有益處。齊來談談三伏天的太陽吧。

太陽好比我們人體的陽氣。

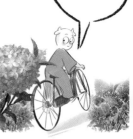

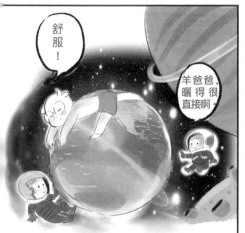

即使不能曬全身，也至少要曬背。不要怕曬黑或怕曬傷，塗上一層防曬乳，就可以與太陽「坦誠相見」了。

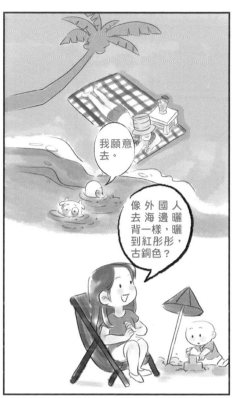

我願意去。

像外國人去海邊曬背一樣，曬到紅彤彤，古銅色？

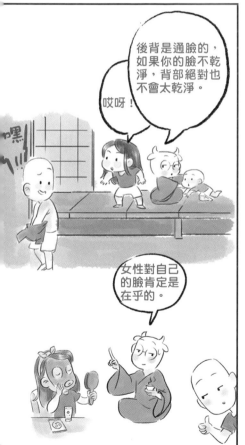

後背是通臉的，如果你的臉不乾淨，背部絕對也不會太乾淨。

哎呀！

女性對自己的臉肯定是在乎的。

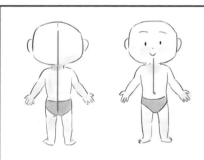

人的後背屬陽，胸腹屬陰，後背的督脈就好比是人體的陽氣「發電廠」。

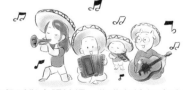

把督脈與太陽連通，為背部清掃瘀積、存陽氣，是三伏天裏最應該做的事。

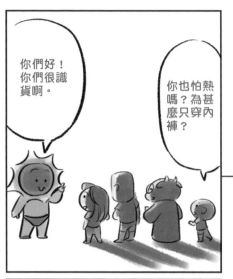

你們好！你們很識貨啊。

你也怕熱嗎？為甚麼只穿內褲？

三伏晒背・小經驗

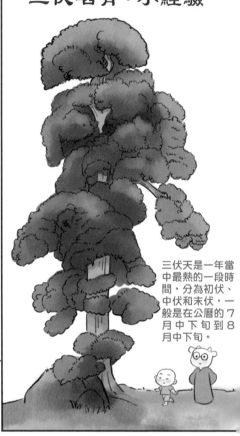

三伏天是一年當中最熱的一段時間，分為初伏、中伏和末伏，一般是在公曆的 7 月中下旬到 8 月中下旬。

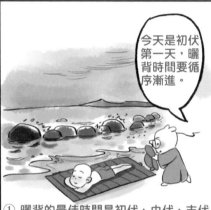

今天是初伏第一天，曬背時間要循序漸進。

① 曬背的最佳時間是初伏、中伏、末伏的第一天，三伏天的其他日子為次。

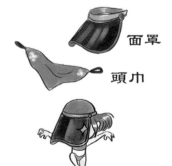

面罩

頭巾

② 曬的時候戴上帽子，避免頭部長時間直曬。其他地方要裸露，不可以遮擋。

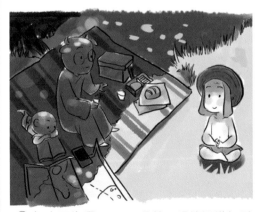

③ 每次可先曬 20-40 分鐘，視情況增加到 1 小時或 2 小時，根據自己的感受和耐受程度而定。

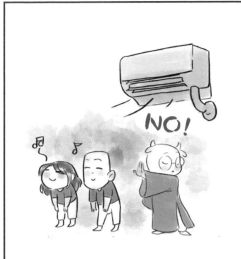

④ 曬背之後毛孔打開，要避強風冷水，不可直接吹空調、喝冷飲。可以喝點溫熱的紅糖水或淡鹽水補充水分。

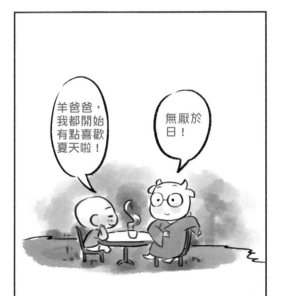

羊爸爸，我都開始有點喜歡夏天啦！

無厭於日！

如果身邊沒有艾條，辨證後發現沒有適合自己體質的三伏貼，能試試天灸，健康又方便。

夏三月，此謂蕃秀，天地氣交，萬
物華實。

——《黃帝內經》

【三伏之曬太陽】

三伏天裏，可以用曬太陽的方式來補陽氣、調身體。

我們總說，曬太陽要曬背，這是為甚麼呢？因為中醫將人的身體分為陰陽兩面，前面為陰，背面為陽。在人體的頭部、後背分佈着督脈、膀胱經等陽經，因此在曬太陽時充分曬背有助於人體快速補充陽氣，祛濕排寒。

很多人可能有這樣的體驗：外面很冷時，戴帽子就暖很多；曬太陽時，一曬背就覺得全身暖洋洋的。這都是因為頭頂、背部的「陽」穴得到了保護和刺激，全身的陽氣都被調動起來了。

【曬太陽的時機】

一天當中，早上是陽氣生發的時間，此時的太陽照在人身上，還微微有點涼，但會讓人慢慢暖起來。因此，早上曬背需要注意保暖。如果同時配合打拳、站樁等，能很好地生發陽氣，調理體質。

中午尤其是下午兩點左右的太陽，則顯得熱烈不少，此時的太陽力道足，能滲透肌膚，讓人一下子全身熱起來，適合大力度祛濕排寒。

從四季來看，一年中最適合補陽祛濕的時間是三伏天。這段時間若好好曬太陽，整個冬天都會感覺舒服很多。不只是陽虛的人，凡是脾胃虛寒、虛寒體質的大人小孩，三伏天都可以曬一曬。

秋天宜多吃點肉

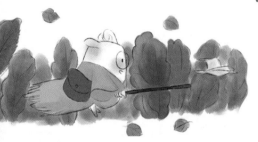
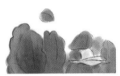

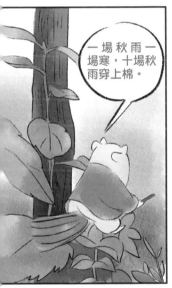

一場秋雨一場寒，十場秋雨穿上棉。

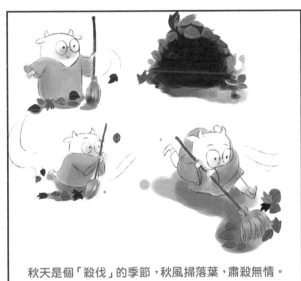

秋天是個「殺伐」的季節，秋風掃落葉，肅殺無情。

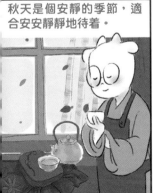

秋天是個安靜的季節，適合安安靜靜地待着。

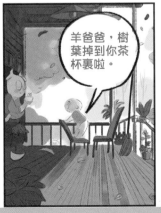

羊爸爸，樹葉掉到你茶杯裏啦。

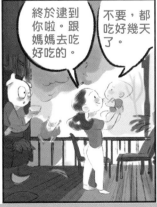

終於逮到你啦。跟媽媽去吃好吃的。

不要，都吃好幾天了。

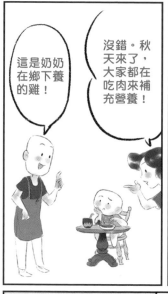

這是奶奶在鄉下養的雞!

沒錯。秋天來了,大家都在吃肉來補充營養!

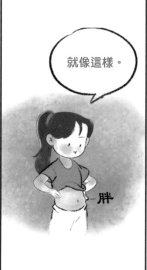

就像這樣。

胖

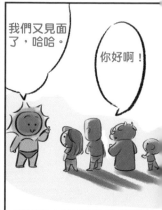

我們又見面了,哈哈。

你好啊!

剛剛過去的夏天天氣炎熱,人體能量消耗較大,陽氣在外,在裏的陽氣就相對少了。大家又食慾不振,體內的熱量供應相對也少了。

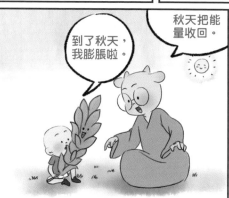

到了秋天,我膨脹啦。

秋天把能量收回。

到了秋天,天氣轉涼,我們人體也是在此時要收斂氣機,藏精斂氣。

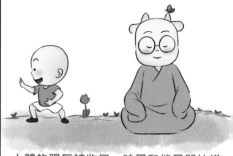

人體的陽氣被收回,味覺和能量開始增加,吃進去的食物會更好地消化和吸收。

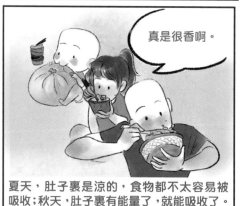

真是很香啊。

夏天,肚子裏是涼的,食物都不太容易被吸收;秋天,肚子裏有能量了,就能吸收了。

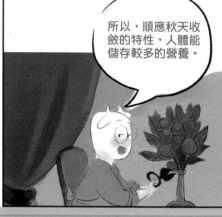

所以,順應秋天收斂的特性,人體能儲存較多的營養。

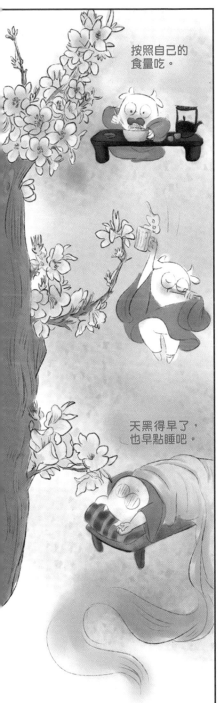

按照自己的
食量吃。

天黑得早了，
也早點睡吧。

順應秋天的節奏和自己的感受，不該去
想的就不去想，就是一種收斂。

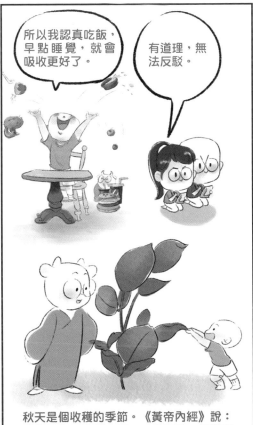

所以我認真吃飯，
早點睡覺，就會
吸收更好了。

有道理，無
法反駁。

秋天是個收穫的季節。《黃帝內經》說：
「秋三月，此謂容平。」容平是一個從容
不迫的狀態。

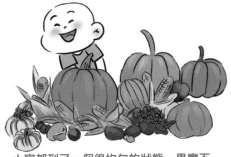

我喜歡秋天，
很舒服的季節。

大家都到了一個很均勻的狀態。果實不
再像夏天那樣不斷地生長，已經是很飽
滿的狀態了。

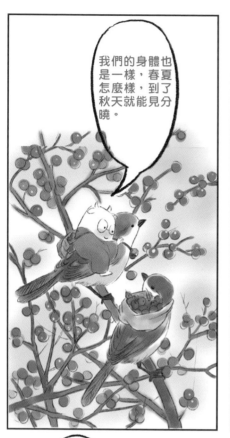

我們的身體也是一樣，春夏怎麼樣，到了秋天就能見分曉。

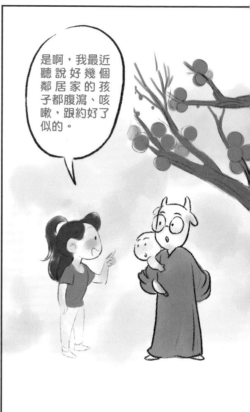

是啊，我最近聽說好幾個鄰居家的孩子都腹瀉、咳嗽，跟約好了似的。

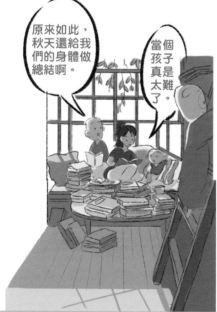

原來如此，秋天還給我們的身體做總結啊。

當個孩子真是太難了。

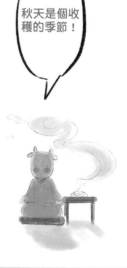

秋天是個收穫的季節！

秋三月，此謂容平。天氣以急，地氣以明。

—— 《黃帝內經》

【秋天宜吃肉】

春生夏長、秋收冬藏的規律，從植物身上就能感受到。春天，它們使勁冒芽抽枝；夏天，它們不斷長大，愈發茂盛；秋天，它們開始停止生長，開始收斂精氣；冬天，它們把最精華的部分儲藏到種子裏和根部，等待來年再次生根發芽。

人也是這樣。

秋收時節，收回來的不僅有糧食，還有我們人體的氣、血、津液、心神。我們需要把這一年累積下來的最精華的能量和物質，收藏到自己身體的最深處。

當身體的陽氣更多地在體內聚集時，腸胃會逐漸變得溫熱，就會比夏季更有能力去吸收和運化一些有營養的食物。這時候適當吃一些肉類、蛋類、豆製品等蛋白質含量高的食物，是比較合適的，所以古時候的老百姓到了這個季節就有吃肉的習俗，又名「貼秋膘」。

【早睡早起，多靜養】

除了吃有營養的食物，還要順應秋季的養生規律。

1. 早睡早起。秋天以後，日子逐漸開始晝短夜長，我們要順應這個規律，早點睡，給身體養陰修復留夠時間。

2. 多靜養。減少對外部事物的追求，把心神更多地收回到自己身體裏，這樣就可以更加平和、安寧，也就不容易受到秋天肅殺之氣的傷害。

3. 避免受涼。生活中要多注意溫度變化，勤於增減衣物。另外，在給孩子洗澡的時候還要注意水溫，不要讓孩子受涼。

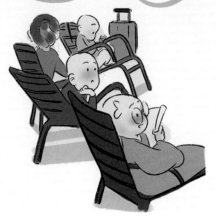

冬天要把陽氣藏一藏

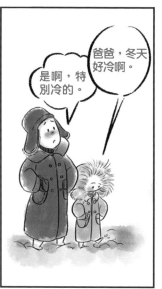

是啊，特別冷的。

爸爸，冬天好冷啊。

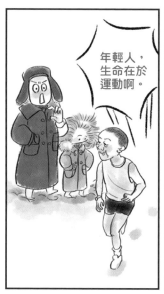

年輕人，生命在於運動啊。

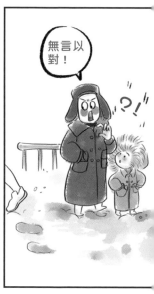

無言以對！

?!

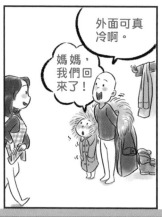

外面可真冷啊。

媽媽，我們回來了！

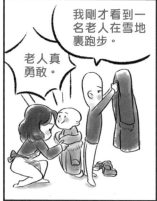

我剛才看到一名老人在雪地裏跑步。

老人真勇敢。

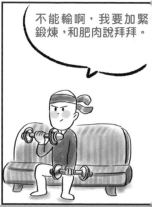

不能輸啊，我要加緊鍛煉，和肥肉說拜拜。

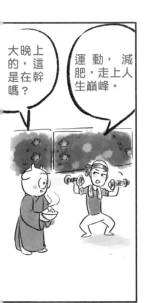

大晚上的，這是在幹嗎？

運動，減肥，走上人生巔峰。

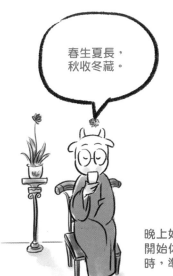

春生夏長，秋收冬藏。

晚上好比是四季的冬天，身體開始休息了，這時候要順應天時，準備上床睡覺了。

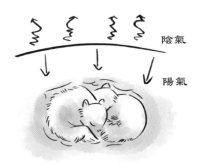

陰氣

陽氣

冬天，大自然的陽氣會潛藏在很深的地底下。人也是一樣，此時陽氣應該是深藏在我們體內的。

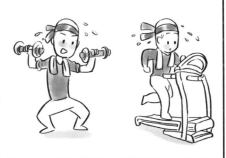

陽氣在一定的時間內是變化不大的，如果你運動量過多，出了太多的汗，那體內的陽氣就會減少。

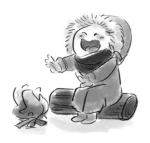

冬天，我們需要厚的衣服來避寒，用火來取暖，以此來保護我們的陽氣。

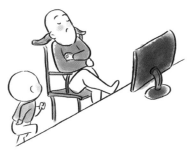

出太多的汗，不僅會消耗陽氣、津液，身體也會不自覺地靠睡眠來補益氣血。

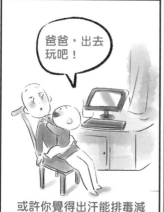

爸爸，出去玩吧！

或許你覺得出汗能排毒減肥，但那些都是你的氣血、你的陽氣。

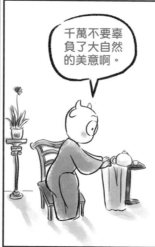

千萬不要辜負了大自然的美意啊。

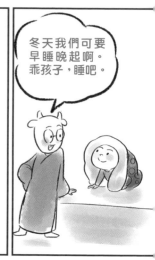

冬天我們可要早睡晚起啊。乖孩子，睡吧。

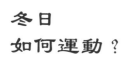

冬日如何運動？

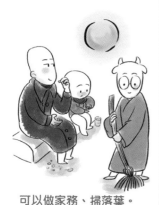

可以做家務、掃落葉。

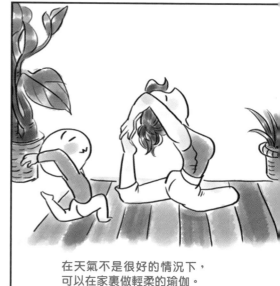

在天氣不是很好的情況下，可以在家裏做輕柔的瑜伽。

一起做動作！

在天氣好的時候，最好做一些戶外活動，呼吸新鮮的空氣。做到甚麼程度呢？做到臉部開始紅熱、身暖、微微出汗即可。切記不可大汗淋漓。

冬三月，此謂閉藏⋯⋯早臥晚起，必待日光。

——《黃帝內經》

【運動有時】

生命在於運動，動則生陽。有的人喜歡夜跑，有的人喜歡中午去健身房大汗淋漓。

其實，運動是分時間和場合的，晚上做劇烈運動就不合適。因為我們的身體在晚上是要休息的，所以睡前就不能讓身體太興奮了。可以練輕柔的瑜伽、拉筋，能有助於睡眠。

【冬日運動的原則】

冬天怎樣運動才能更好地幫助到我們的身體呢？

冬天的特質是往下沉，主收藏，是養腎的最佳時間。好比小動物選擇冬眠一樣，冬天就要藏起來。

順應冬天的這個特點，運動的主要原則是：

1. **不要太早起來運動。**天灰濛濛、太陽還沒出來的時候，很多人就開始跑步了，這樣做對健康不利。冬天適合早睡晚起，最好等到太陽出來、和暖一點了再出門。如果遇上霧霾天氣，建議你還是打道回府吧。

2. 運動的合適程度是到**身體暖起來、臉熱起來**即可。切記不可大汗淋漓，微微出汗就可以了。冬天是需要潛藏的，出太多的汗，其實是在消耗你的津液和氣血。

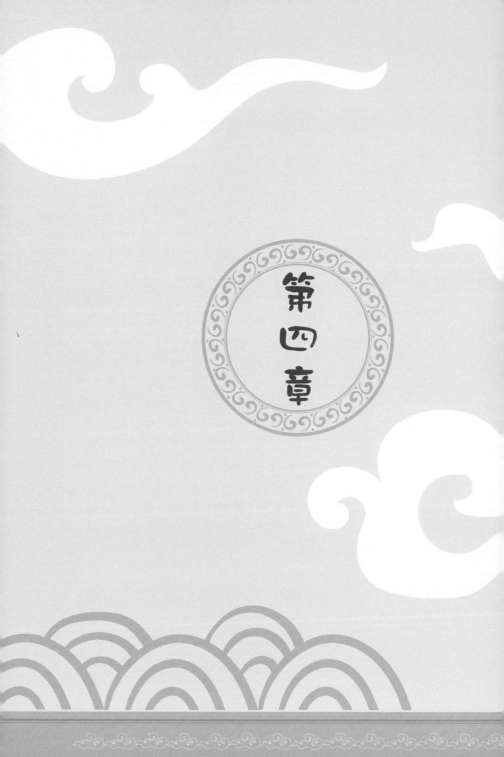

第四章

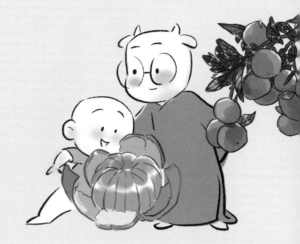

調理
孩子的常見病

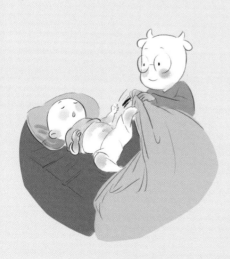

發燒怕冷是毛孔關閉了？

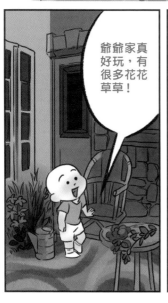

爺爺家真好玩，有很多花花草草！

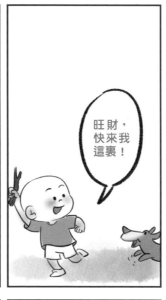

旺財，快來我這裏！

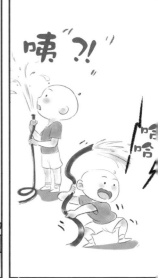

唉 ?!

哈哈

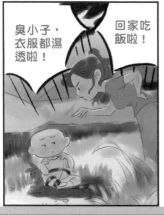

臭小子，衣服都濕透啦！

回家吃飯啦！

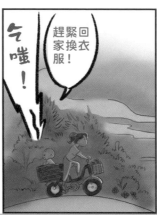

乞嗤！

趕緊回家換衣服！

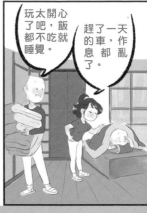

玩太開心了吧，飯都不吃就睡覺。

趕了一天的車，作息都亂了。

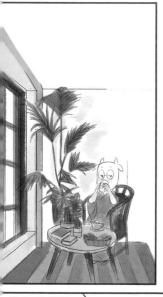

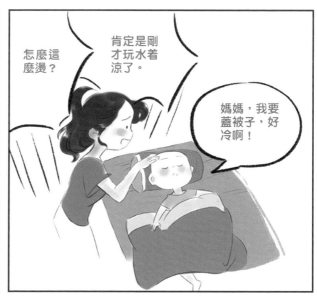

怎麼這麼燙？

肯定是剛才玩水着涼了。

媽媽，我要蓋被子，好冷啊！

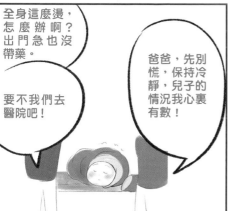

全身這麼燙，怎麼辦啊？出門急也沒帶藥。

要不我們去醫院吧！

爸爸，先別慌，保持冷靜，兒子的情況我心裏有數！

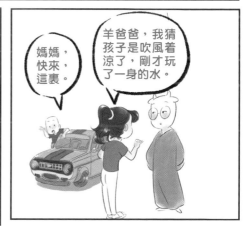

媽媽，快來，這裏。

羊爸爸，我猜孩子是吹風着涼了，剛才玩了一身的水。

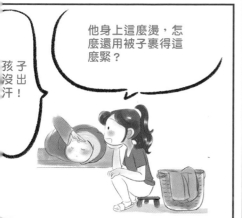

孩子出沒汗！

他身上這麼燙，怎麼還用被子裹得這麼緊？

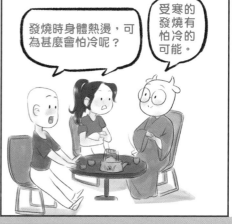

發燒時身體熱燙，可為甚麼會怕冷呢？

受寒的發燒有怕冷的可能。

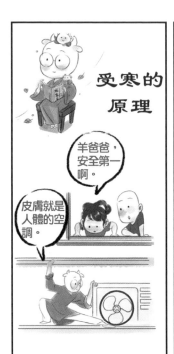

受寒的原理

羊爸爸，安全第一啊。

皮膚就是人體的空調。

皮膚熱的時候會出汗，降低皮膚的溫度；冷的時候會起雞皮疙瘩，縮緊毛孔。我們的皮膚可以根據外界的溫度調節身體的溫度和氣血分佈。

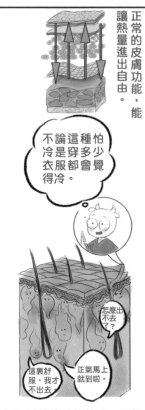

正常的皮膚功能，能讓熱量進出自由。

不論這種怕冷是穿多少衣服都會覺得冷。

怎麼出不去了？

這裏舒服，我才不出去。

正氣馬上就到啦。

如果發燒的時候怕冷，那就是受寒了。受寒之後，寒氣聚集在體表，因毛孔閉合，不能進行氣體交換，寒氣就出不去了。

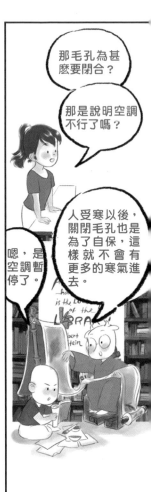

那毛孔為甚麼要閉合？

那是說明空調不行了嗎？

嗯，是空調暫停了。

人受寒以後，關閉毛孔也是為了自保，這樣就不會有更多的寒氣進去。

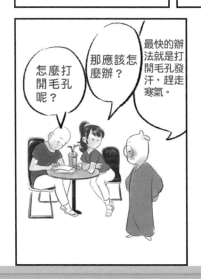

怎麼打開毛孔呢？

那應該怎麼辦？

最快的辦法就是打開毛孔發汗，趕走寒氣。

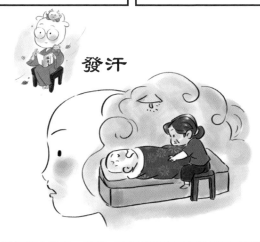

發汗

難怪我小時候一發燒，我媽就搬來厚厚的棉被給我蓋着

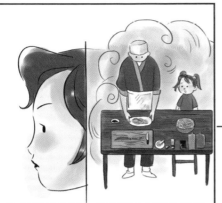

你這算好的了，我爸那時是直接煮粉條，加上很多辣椒，說是為了發汗，出汗的同時就會退燒。

是的，解決受寒發燒的基本思路就是汗法。

有很多的方法可以發汗。只要我們辨證是受寒發燒了，那麼艾灸、泡腳或者小兒推拿都是可以的。

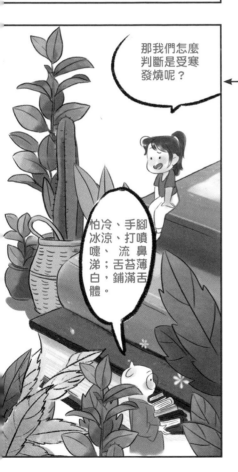

那我們怎麼判斷是受寒發燒呢？

怕冷、手腳冰涼、打噴嚏、流鼻涕；舌苔薄白，鋪滿舌體。

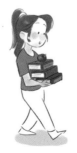

那有沒有孩子是既受寒又積食呢？

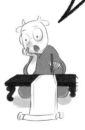

當然有。有時候受寒會引發積食，積食會引發受寒，那就一起處理。

其在皮者，汗而發之。

——《黃帝內經》

　　孩子受寒發燒是寒邪入侵造成的。受寒以後，身體會升高體溫來驅逐寒邪。

　　這時候，孩子的症狀通常是舌苔白，伴隨流鼻涕、打噴嚏、想喝熱水、腳涼等情況。更嚴重一點的，還會有怕冷、發抖。

　　對於中醫來說，單純的受寒很好處理，就是驅寒。最常用的方法是發汗，因為發汗是排寒氣的最短路徑。寒氣出去了，燒就退了。比較簡單的發汗方法有以下幾種：

【艾葉煮水泡腳】

　　把艾葉放水裏煮 10 分鐘左右，用艾葉水泡腳到微汗即可，老人和小孩不能出大汗。也可以加用艾條灸大椎穴。如果孩子還有身痛、頭痛的情況，內服生薑紅糖水效果會更佳。

【丁桂兒臍貼貼肚臍】

　　丁桂兒臍貼主要用於肚痛、腹瀉。實際上，所有寒證，包括受寒引起的流鼻涕、鼻塞、咳嗽、發燒等都可以用。

　　如果是受寒發燒，可以將一片剪成兩半，一半貼肚臍，一半貼右腳湧泉穴，以幫助退燒。用兩片也可以，只是小兒肚臍小，用一半就夠了。其他類型的發燒，只貼湧泉穴，也有作用。

　　需要注意的是，有時候小兒發燒是受寒與積食合併引起的，因此我們需要再判斷一下有沒有積食的問題。

　　如果有積食，舌苔會偏厚，偏黃，唇舌發紅，嘴巴臭，大便很臭很黑，便秘或放臭屁等。

　　如果是受寒伴有積食，那就兩個方面同時處理。葱白淡豆豉湯可以處理受寒和輕微的積食。嚴重一點的積食，可以配合順時針揉腹、下推七節骨等手法來處理。

風寒感冒
舌苔會偏白

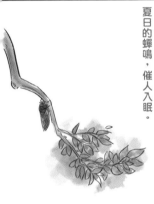

夏日的蟬鳴，催人入眠。

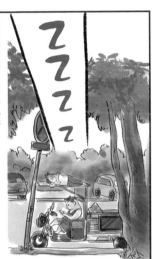

太熱了，不要擠在一起吧！

已經開空調了。

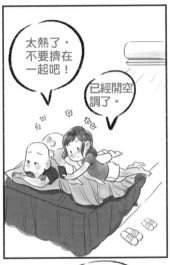

那就好，夏天要時刻記得保暖肚子啊。

他蓋着被子，應該不會受涼吧！

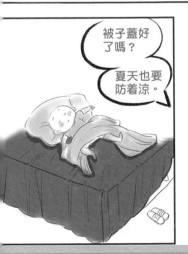

被子蓋好了嗎？

夏天也要防着涼。

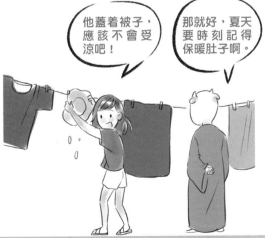

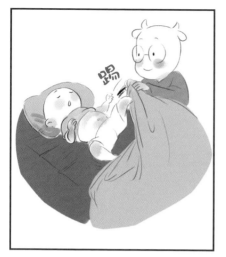

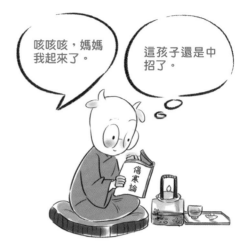

咳咳咳，媽媽我起來了。

這孩子還是中招了。

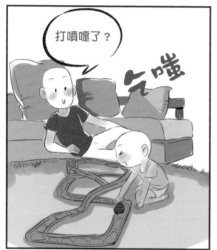

打噴嚏了？

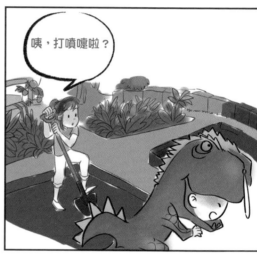

咦，打噴嚏啦？

了解下噴嚏

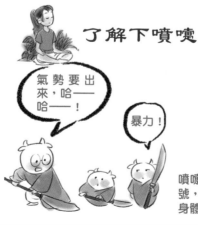

氣勢要出來，哈——哈——！

暴力！

噴嚏是身體給我們的一個信號，告訴我們有敵人來犯，身體的防禦系統啟動。

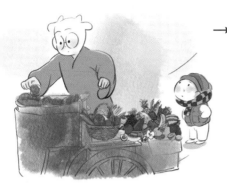

冬天，身體知道外部很寒涼，懂得自我保護，毛孔不輕易打開，寒邪想侵入身體內部，不容易的。

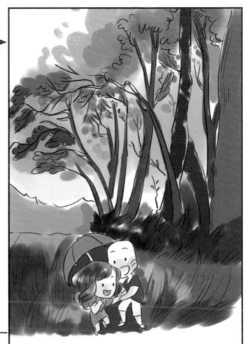

而在夏天，身體為了散熱，保持排汗暢通，會心甘情願地經常打開毛孔。所以，夏天一遇冷就容易受寒。

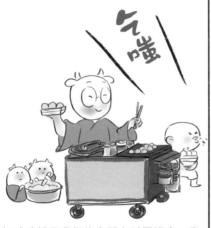

打噴嚏就是我們的身體在試圖排寒。當身體的陽氣充足的時候，陽氣就會把寒邪趕出去，不讓它入裏。

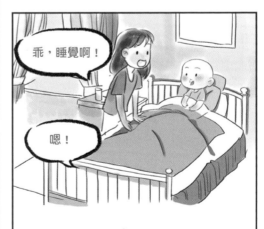

乖，睡覺啊！

嗯！

所以，在寒邪剛剛侵犯孩子身體的時候，我們就要迅速做好調理，因為這是解決外感最重要的階段。

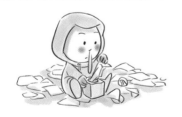

部分小朋友會流點清鼻涕，這也是身體在發信號。對於噴嚏和鼻涕，我們要慶幸，身體自身能夠對抗病邪。

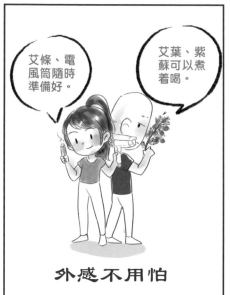

艾條、電風筒隨時準備好。

艾葉、紫蘇可以煮着喝。

外感不用怕

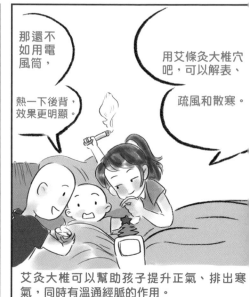

那還不如用電風筒，

熱一下後背，效果更明顯。

用艾條灸大椎穴吧，可以解表、疏風和散寒。

艾灸大椎可以幫助孩子提升正氣、排出寒氣，同時有溫通經脈的作用。

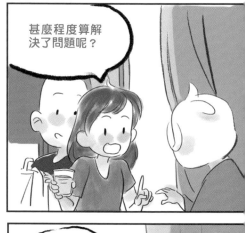

甚麼程度算解決了問題呢？

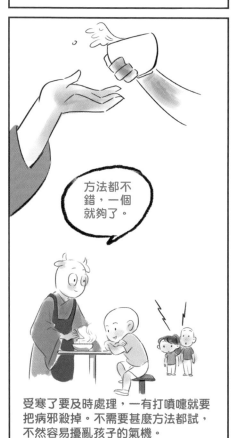

方法都不錯，一個就夠了。

受寒了要及時處理，一有打噴嚏就要把病邪殺掉。不需要甚麼方法都試，不然容易擾亂孩子的氣機。

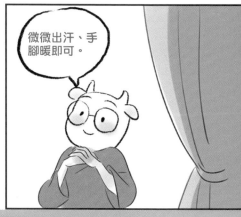

微微出汗、手腳暖即可。

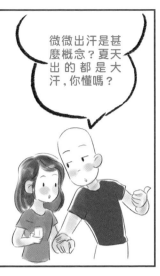

微微出汗是甚麼概念？夏天出的都是大汗，你懂嗎？

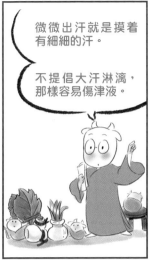

微微出汗就是摸着有細細的汗。

不提倡大汗淋漓，那樣容易傷津液。

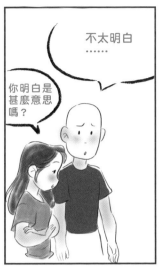

不太明白……

你明白是甚麼意思嗎？

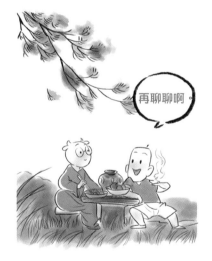

再聊聊啊。

打噴嚏是人體的第一個排寒機制。打噴嚏了，就知道有寒入侵了。我們要第一時間讓身體暖起來。人體的背部屬陽，所以讓背部暖起來，身體的陽氣也會強盛起來，此時便可抵禦寒邪了。

陽氣和利，滿於心，出於鼻，故為嚔。
——《黃帝內經》

【判斷孩子受寒的方式】

當孩子流鼻涕、打噴嚏、鼻塞，可能還伴隨着咳嗽、發燒、頭痛和怕冷，舌苔整體偏白時，那麼孩子是受寒了。

【第一時間處理受寒】

孩子剛出現打噴嚏、流鼻涕的時候，是解決受寒最有效的階段。如果不及時處理，寒邪可能會進一步往裏發展，並與其他邪氣結合而發生變化，那處理起來就會更加困難。

【受寒的處理方法】

1. **吸痧**：孩子踢被子受涼，晨起打噴嚏、流鼻涕，媽媽可以吮吸孩子頸部督脈、兩側膀胱經和肩井穴，也可以只吸大椎穴。出痧後，症狀會較快消失。此方法適用於小兒受風寒的早期，邪氣在表的時候。

2. **用艾葉煮水泡腳**：把艾葉放水中煮 10 分鐘，用艾葉水泡腳到微汗即可，尤其是老人和小孩不能出大汗。水溫自己先嘗試，不要把孩子燙着。對於年齡太小的孩子，如果不配合泡腳，用艾葉煮水洗澡也可以。如果身痛、頭痛，加上內服生薑紅糖水，效果會更好。

3. **葱白紅糖水**：用葱白 2-3 根（帶鬚最好），加紅糖、水一起煮 10 分鐘，紅糖量為加了稍甜即可。加水量需要自己摸索，得藥湯 90-150 毫升。內服，一天 2-3 次。對 1 歲左右的小兒受寒效果比較好。如果孩子咳嗽、痰比較多，可以再加一點陳皮。

風熱感冒能喝薑湯嗎？

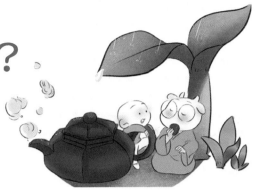

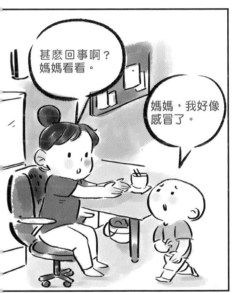

甚麼回事啊？媽媽看看。

媽媽，我好像感冒了。

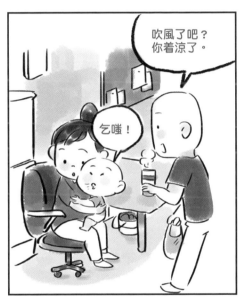

吹風了吧？你着涼了。

乞嗤！

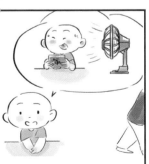

吃完早飯，出了很多汗，太熱了，對着電風扇吹了一會兒就中招了。

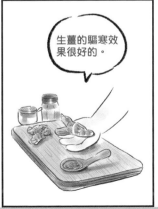

生薑的驅寒效果很好的。

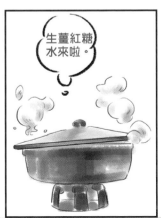

生薑紅糖水來啦。

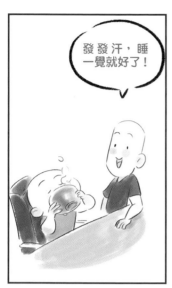

發發汗，睡一覺就好了！

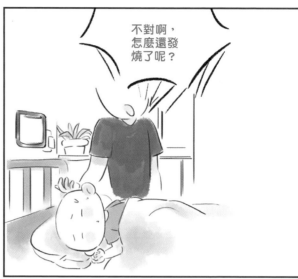

不對啊，怎麼還發燒了呢？

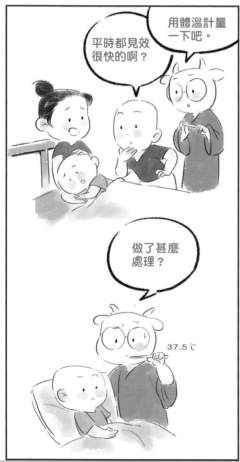

用體溫計量一下吧。

平時都見效很快的啊？

做了甚麼處理？

37.5℃

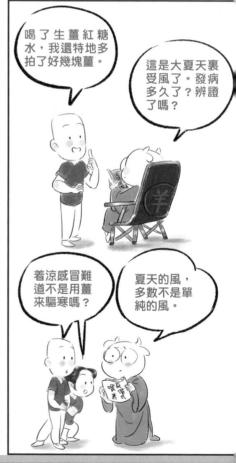

喝了生薑紅糖水，我還特地多拍了好幾塊薑。

這是大夏天裏受風了。發病多久了？辨證了嗎？

着涼感冒難道不是用薑來驅寒嗎？

夏天的風，多數不是單純的風。

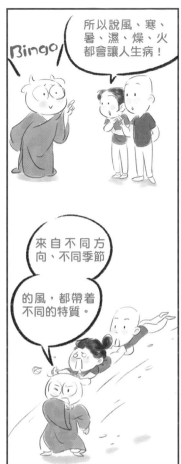

所以說風、寒、暑、濕、燥、火都會讓人生病！

Bingo

來自不同方向、不同季節

的風，都帶着不同的特質。

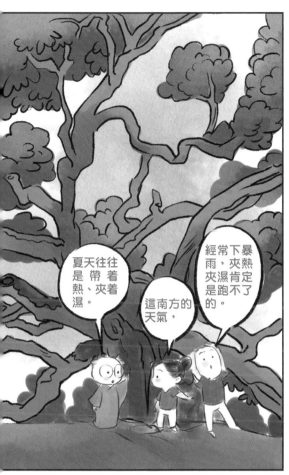

夏天往往是帶着熱、夾着濕。

這南方的天氣，

經常下暴雨，夾熱夾濕肯定是跑不了的。

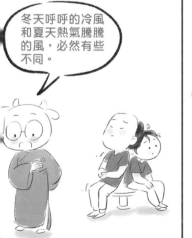

冬天呼呼的冷風和夏天熱氣騰騰的風，必然有些不同。

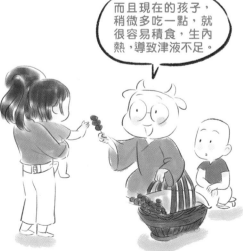

而且現在的孩子，稍微多吃一點，就很容易積食，生內熱，導致津液不足。

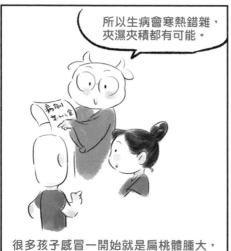

所以生病會寒熱錯雜，夾濕夾積都有可能。

很多孩子感冒一開始就是扁桃體腫大，父母要留意是不是有熱，而不是全當成單純的風寒感冒來處理。

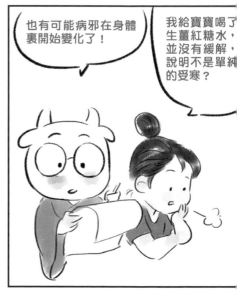

也有可能病邪在身體裏開始變化了！

我給寶寶喝了生薑紅糖水，並沒有緩解，說明不是單純的受寒？

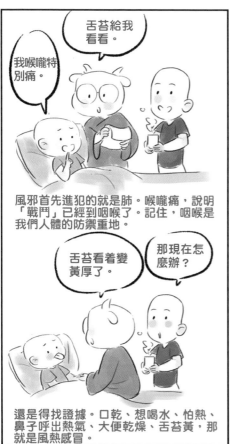

我喉嚨特別痛。

舌苔給我看看。

風邪首先進犯的就是肺。喉嚨痛，說明「戰鬥」已經到咽喉了。記住，咽喉是我們人體的防禦重地。

舌苔看着變黃厚了。

那現在怎麼辦？

還是得找證據。口乾、想喝水、怕熱、鼻子呼出熱氣、大便乾燥、舌苔黃，那就是風熱感冒。

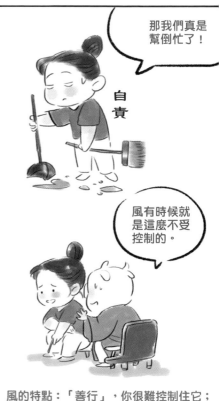

那我們真是幫倒忙了！

自責

風有時候就是這麼不受控制的。

風的特點：「善行」，你很難控制住它；「數變」，剛剛下藥祛風，它又跑到別的地方去了。

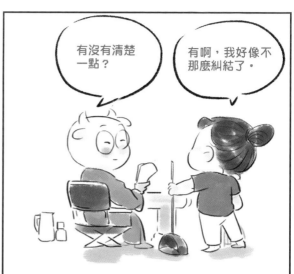

有沒有清楚一點？

有啊，我好像不那麼糾結了。

我們不建議孩子用寒涼藥，因為寒涼傷脾胃。但如果是熱證，適當用寒涼的藥，那是沒有問題的。媽媽們不要走極端，凡事都要建立在辨證的基礎上。

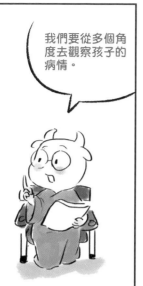

我們要從多個角度去觀察孩子的病情。

在觀察孩子症狀的同時，也要考慮當下的天氣和南北方的氣候差異。另外，我們也要根據病情的變化去調整用藥或護理。

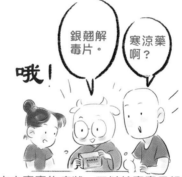

哦！

銀翹解毒片。

寒涼藥啊？

針對文中寶寶的症狀，可以給寶寶用銀翹解毒片。很多媽媽不敢給孩子用寒涼藥，其實只要辨證對了，寒涼藥也是好藥。

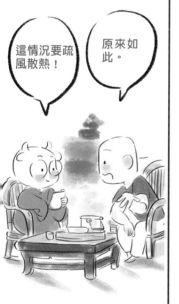

這情況要疏風散熱！

原來如此。

既然風熱偷襲了我們的身體，那我們就把風疏掉，把熱散走。

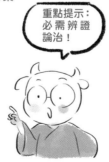

重點提示：必需辨證論治！

每個孩子的症狀都會不同，我們要學習如何區別風寒感冒和風熱感冒（辨證），才能確定相應的治療方法（論治）！

風淫於內，治以辛涼……熱淫於內，治以鹹寒。

——《黃帝內經》

【風寒感冒和風熱感冒的區別】

風寒感冒的症狀是：怕冷、發熱、無汗、喜歡蓋被子、舌苔白、流清鼻涕、咳嗽、痰白。

風熱感冒的症狀是：發熱、不怕冷、口乾、想喝水、舌苔黃厚、流黃色的濃稠鼻涕、大便乾燥、鼻子呼出熱氣、咳嗽、有黃痰、咽喉紅、腫、痛。

不論是風寒感冒還是風熱感冒，都可能出現咽喉痛的情況。因為咽喉是人體的防禦重地，氣血的必經之路。

體表受到邪氣入侵後，氣血會快速湧向上焦和體表去對抗邪氣，短時間內有大量氣血經過喉嚨，就會出現暫時的堵塞，從而表現出紅、腫、痛。因此，感冒伴隨有咽喉部位症狀時，要結合其他症狀一起來判斷寒熱。

【風熱感冒的常用藥】

雖說寒涼藥會傷害正氣，要慎用，但若辨證是熱證為主的感冒，排除積食的可能後，就要用辛涼清熱的思路去處理。這時候，如果還用辛溫散寒的薑湯、葱豉湯就錯了。

常用的解決風熱感冒的中成藥有以下幾種：

1. **銀翹解毒片**：來自中醫名方銀翹散，具有辛涼解表、清熱解毒的功效。

2. **金銀花口服液**：非積食的熱證明顯、咽喉痛時可以用。

3. **小兒咳喘靈口服液**：宣肺清熱，止咳祛痰，都是從經典中醫方麻杏石甘湯演化而來的，適合表寒沒祛除又有裏熱的症狀。

4. **小兒肺熱咳喘口服液**：清熱的力度比較大，適用於風熱感冒咳嗽。

咳嗽有寒
也有熱

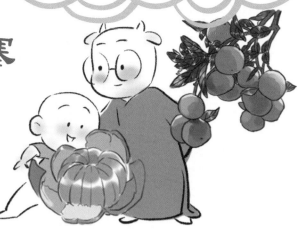

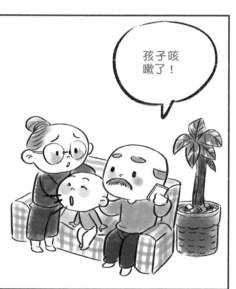

孩子咳嗽了!

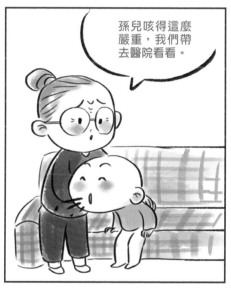

孫兒咳得這麼嚴重,我們帶去醫院看看。

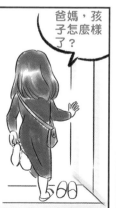

爸媽,孩子怎麼樣了?

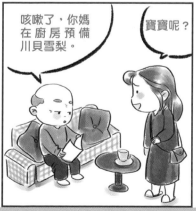

咳嗽了,你媽在廚房預備川貝雪梨。

寶寶呢?

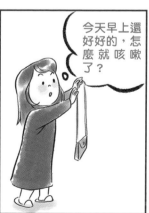

今天早上還好好的,怎麼就咳嗽了?

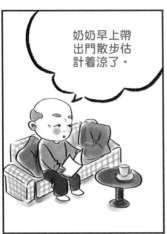

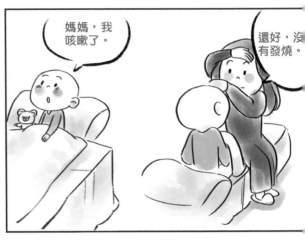

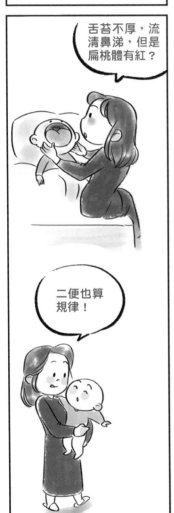

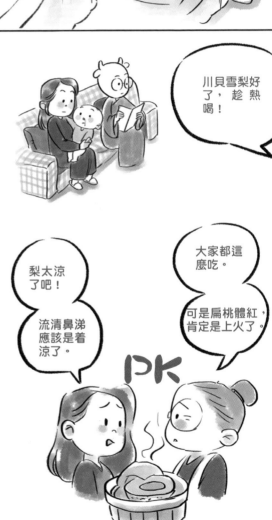

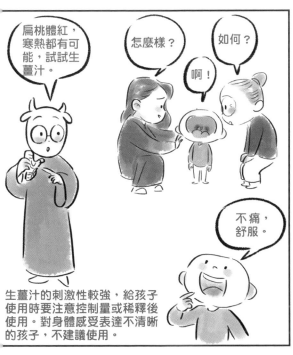

扁桃體紅，寒熱都有可能，試試生薑汁。

怎麼樣？

啊！

如何？

不痛，舒服。

生薑汁的刺激性較強，給孩子使用時要注意控制量或稀釋後使用。對身體感受表達不清晰的孩子，不建議使用。

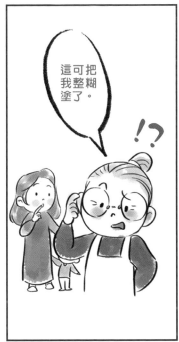

這可把我整糊塗了。

!?

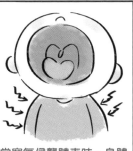

當寒氣侵襲體表時，身體就會去抵抗這些病邪，而扁桃體是必經之路，也是防病邪的第一要道。

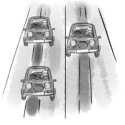

平日裏，身體自我調節得很好，一路順暢。

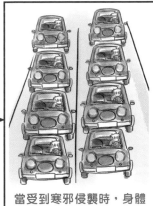

當受到寒邪侵襲時，身體本能地會去體表抗邪，氣血就會集體向上向外沖。

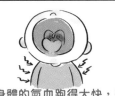

身體的氣血跑得太快，道路不暢通，就堵住了，一般這種紅不會痛。

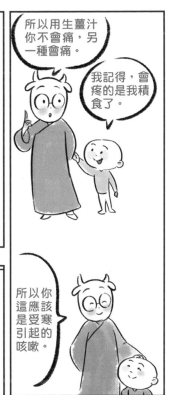

所以用生薑汁你不會痛，另一種會痛。

我記得，會疼的是我積食了。

所以你這應該是受寒引起的咳嗽。

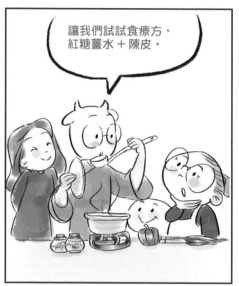

讓我們試試食療方，紅糖薑水＋陳皮。

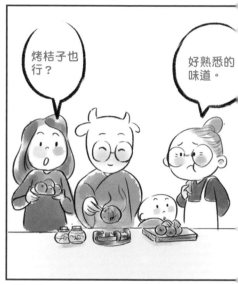

烤桔子也行？

好熟悉的味道。

寒則熱之，
熱則寒之。

食療方也要辨寒熱。受寒咳嗽，川貝雪梨不適合。

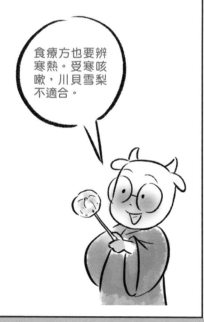

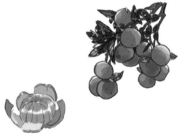

桔子皮最外一層叫橘紅，性味辛溫，烤桔子的時候，會蒸發到桔子肉裏去，有宣肺散寒的作用。

五臟六腑，皆令人咳。

——《黃帝內經》

【寒咳】

對於小孩來說，大多數情況下，咳嗽是受寒引起的。這時候，風寒邪氣束表，皮膚毛孔關閉，會導致人體內氣壓失衡，就需要通過咳嗽來替代皮膚呼吸的動作。這樣看來，咳嗽就只是一個正常的身體本能。

所以，中醫通常並不會去壓制咳嗽這個症狀，而是去找到最短的路徑，把風寒邪氣排出體外，如用發汗的方式來排邪氣：

1. 吃烤桔子，適合受寒初期的孩子。

2. 艾灸大椎穴，腰涼加命門穴、腎俞穴，腳涼加湧泉穴。

3. 有些孩子夜咳重，可以用丁桂兒臍貼，於大椎穴、湧泉穴各貼一片。

【熱咳】

小孩子熱咳，可能是感受了風熱邪氣，也可能是風寒咳嗽沒有處理好，隨着病情發展而形成的。

熱咳的孩子可能會流黃濃的鼻涕、怕熱、嘴唇比較紅、手腳溫熱；咳嗽有勁或乾咳，或咳出來的痰顏色比較黃；還有可能是嗓子發乾、發炎、喉嚨痛等一系列看起來比較溫熱的、上升的、快速的狀態。

處理熱咳，可以用冰糖雪梨，清熱生津，潤燥化痰，適合肺熱燥咳或痰熱咳嗽。

川貝枇杷膏適合肺有熱、痰黏稠甚至不易咳出的咳嗽。

【飲食注意】

不論孩子是寒咳還是熱咳，我們都應該注意：清淡飲食，儘量不吃肉、蛋和水果；豆類不好消化，不吃；麵食、母乳可以吃，奶粉最好不吃或減量，非要吃就白天吃，睡前不吃，或換為米湯、米漿、米粉，可以稍加糖。

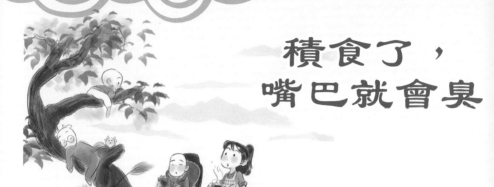

積食了，嘴巴就會臭

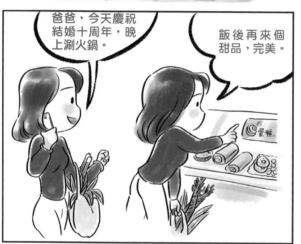

爸爸，今天慶祝結婚十周年，晚上涮火鍋。

飯後再來個甜品，完美。

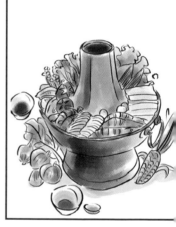

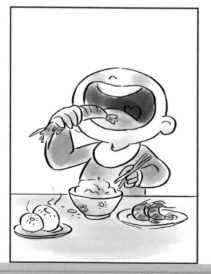

羊爸爸，盡情吃，足夠的！

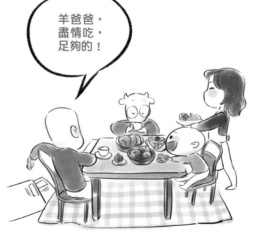

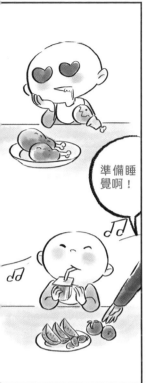

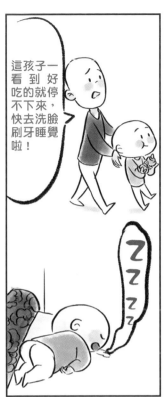

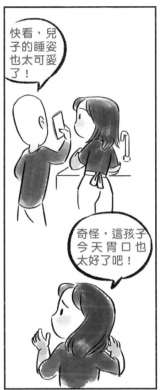

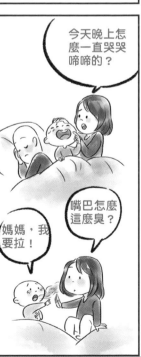

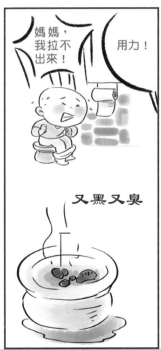

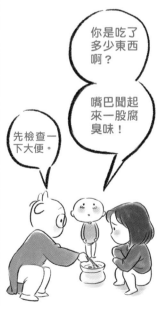

又黑又臭

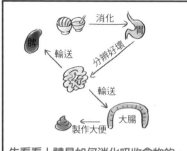

先看看人體是如何消化吸收食物的。

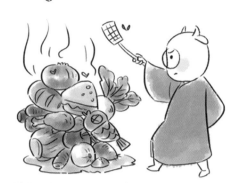

消化吸收不了的，都會成為垃圾。垃圾堆積多了，往上薰蒸，自然就臭氣薰天。

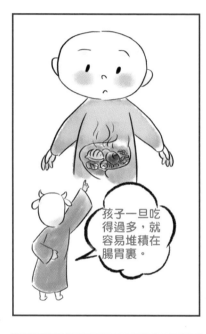

孩子一旦吃得過多，就容易堆積在腸胃裏。

扁桃體紅腫，還很痛。

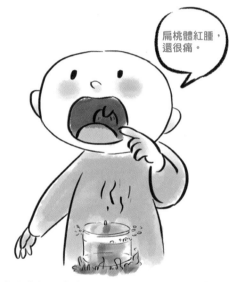

食物堆積太多，消化吸收不了，那麼堆積的食物殘渣就會越來越多。

好比煮水的鍋，火太大了，煮沸的水蒸氣就會往上一直走，會薰蒸到扁桃體，導致扁桃體紅腫、痛等。

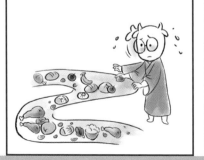

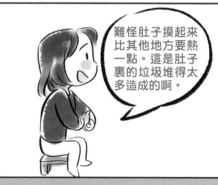

難怪肚子摸起來比其他地方要熱一點。這是肚子裏的垃圾堆得太多造成的啊。

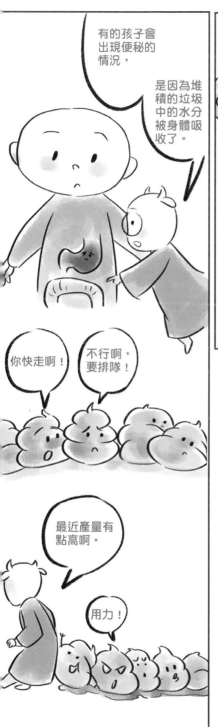

有的孩子會出現便秘的情況，

是因為堆積的垃圾中的水分被身體吸收了。

你快走啊！

不行啊，要排隊！

最近產量有點高啊。

用力！

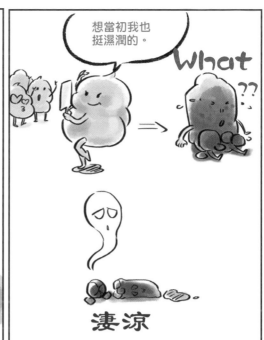

想當初我也挺濕潤的。

What??

淒涼

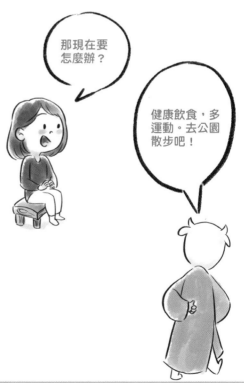

那現在要怎麼辦？

健康飲食，多運動。去公園散步吧！

飲食自倍，腸胃乃傷。

——《黃帝內經》

【積食的判斷標準】

1. **聞口氣**：口氣臭、酸臭或腐臭。除了聞口氣，家長還要留意孩子打嗝的味道。如果孩子打嗝的味道具有酸臭味，這個狀況通常比口氣出現得更早，此時處理更容易。

2. **察大便**：大便突然變得很臭。如大便不順暢或拉稀，但都偏臭；或剛開始拉臭大便，拉幾天就不臭了；或放屁特別臭；或大便顏色不正常，偏深色。

3. **摸溫度**：手心、腳心比平時熱。可以用嘴唇觸碰來檢查。如果孩子肚子很熱背不熱、手心很熱手背不熱，就很可能是積食了。

4. **看舌苔**：舌苔白厚膩、黃厚膩，或舌苔薄、舌尖紅。通常來說，積食幾天後舌苔會偏厚，然後逐漸變黃膩，舌苔黃厚說明已經積食至少幾天了。

5. **看雙臉**：臉發紅，一邊偏燙，一般是右邊；或兩側出現紅血絲或白斑。

6. **看食慾**：食慾不正常，可能是不想吃東西，也可能總是吃不飽或挑食。如果出現吐瀉、發熱、咳嗽、流鼻涕等症狀，要想想是不是吃多吃雜後出現的。

7. **看睡眠**：胃不和則臥不安。晚上靜不下來，睡覺不安穩，愛趴睡，11時過後仍然翻滾、哭鬧，甚至磨牙，也提示可能有積食。

8. **看嗓子**：嚴重的扁桃體、咽喉發炎，一般開始時都是發紅，化膿後會變白，也可能是積食引起的。

孩子積食的程度不同，表現就不同，不是所有這些症狀都會有，只要前三條中有一條就能判斷是積食。

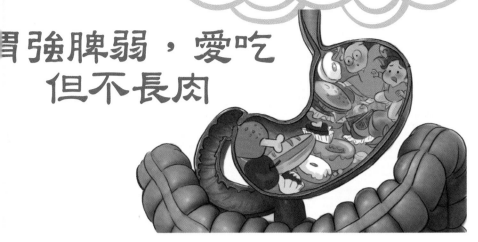

胃強脾弱，愛吃但不長肉

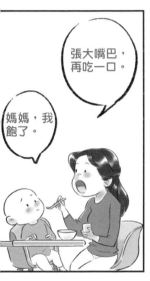

媽媽，我飽了。

張大嘴巴，再吃一口。

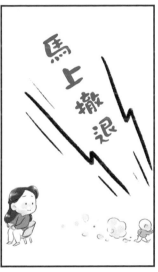

馬上撤退

媽，別管他，餓了自然就會吃了。

你這孩子太難帶了，飯不好好吃。

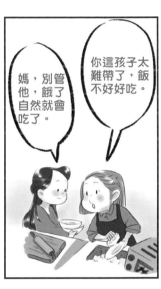

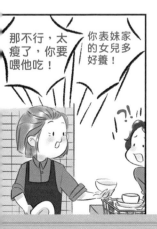

那不行，太瘦了，你要餵他吃！

你表妹家的女兒多好養！

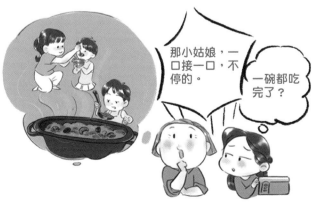

那小姑娘，一口接一口，不停的。

一碗都吃完了？

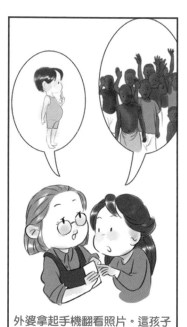

外婆拿起手機翻看照片。這孩子能吃但是不胖，還很瘦，肚子跟非洲難民一樣，圓鼓鼓的。

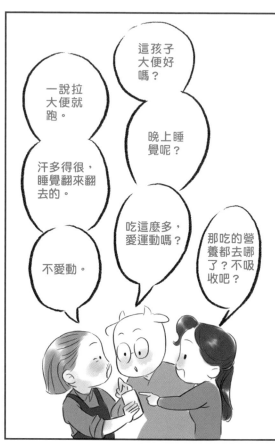

這孩子大便好嗎？

晚上睡覺呢？

吃這麼多，愛運動嗎？

那吃的營養都去哪了？不吸收吧？

一說拉大便就跑。

汗多得很，睡覺翻來翻去的。

不愛動。

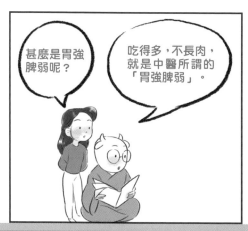

甚麼是胃強脾弱呢？

吃得多，不長肉，就是中醫所謂的「胃強脾弱」。

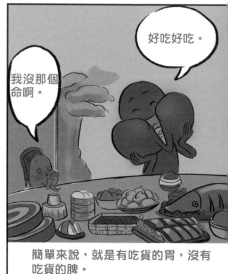

好吃好吃。

我沒那個命啊。

簡單來說，就是有吃貨的胃，沒有吃貨的脾。

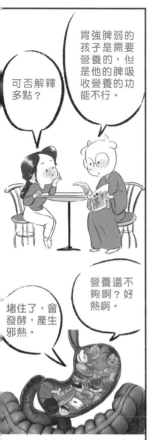

可否解釋多點？

胃強脾弱的孩子是需要營養的，但是他的脾吸收營養的功能不行。

營養還不夠啊？好熱啊。

堵住了，會發酵，產生邪熱。

脾弱，吃下去的東西會堵住胃。堵住之後，身體就會產生邪熱。

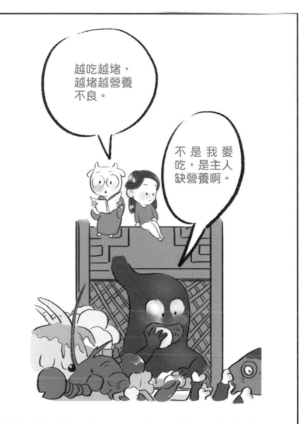

越吃越堵，越堵越營養不良。

不是我愛吃，是主人缺營養啊。

這種熱更需要津液的支持，身體就需要吃東西來補津液。然後就繼續猛吃，猛吃之後還是堵住，形成惡性循環。

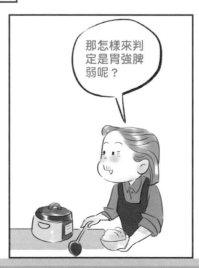

那怎樣來判定是胃強脾弱呢？

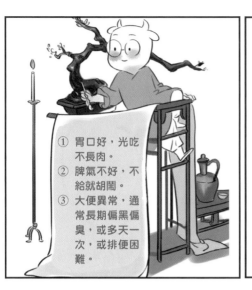

① 胃口好，光吃不長肉。
② 脾氣不好，不給就胡鬧。
③ 大便異常，通常長期偏黑偏臭，或多天一次，或排便困難。

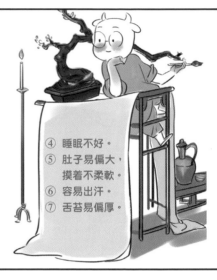

④ 睡眠不好。
⑤ 肚子易偏大，摸着不柔軟。
⑥ 容易出汗。
⑦ 舌苔易偏厚。

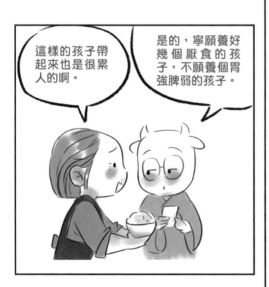

是的，寧願養好幾個厭食的孩子，不願養個胃強脾弱的孩子。

這樣的孩子帶起來也是很累人的啊。

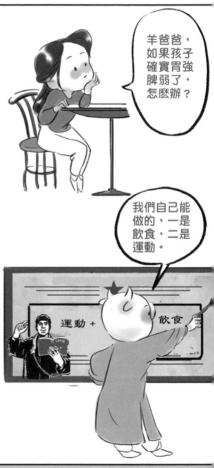

羊爸爸，如果孩子確實胃強脾弱了，怎麼辦？

我們自己能做的，一是飲食，二是運動。

運動 + 飲食

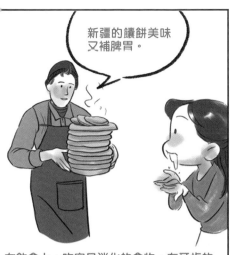

新疆的饢餅美味又補脾胃。

沒吃飽飯，怎麼有力氣運動呢？

在飲食上，吃容易消化的食物，有牙齒的孩子要多吃能鍛煉咀嚼的食物，如炒豆子、烤饃片之類的。

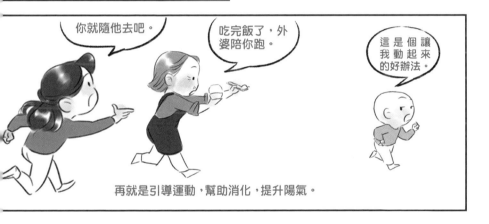

你就隨他去吧。

吃完飯了，外婆陪你跑。

這是個讓我動起來的好辦法。

再就是引導運動，幫助消化，提升陽氣。

熱氣留於胃，胃熱則消穀，穀消故善飢。

——《黃帝內經》

【胃強脾弱的調理方法】

1. **飲食。**小孩總是要吃的，不給吃也不行，但是吃多了消化不了又會積食生病。所以，就要多給孩子吃容易消化的食物，有牙齒的孩子需要鍛煉咀嚼功能。容易消化又需要咀嚼才能吞下去的食物，可以嘗試饢餅。饢餅是簡單加工的麵食，稍有鹹味，小孩可以吃。要買不加油的，不但好消化，還能養腸胃。還有一種烙餅也可以給孩子吃，因為是單純的麵食，沒加其他東西，味道也還行。

2. **適量運動。**可以幫助消化以及加速循環，排出體內的毒素。

3. **堅持做按摩。**可以給孩子做順時針的揉腹。

4. **多關注孩子的感受。**把注意力放在孩子對食物的反應上面，如陪伴孩子一口一口地咬碎食物，或和孩子一起做些小遊戲。

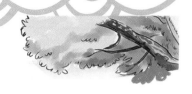

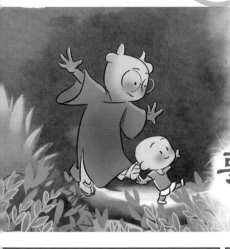

受寒拉稀
要溫中散寒

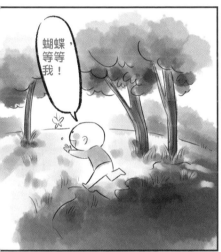

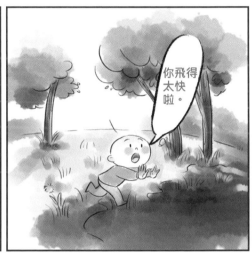

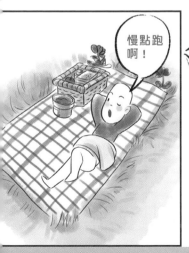

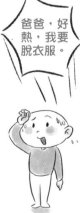

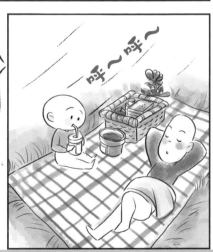

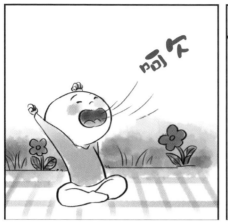

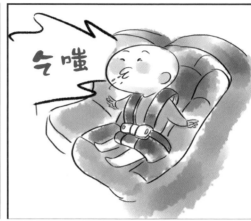

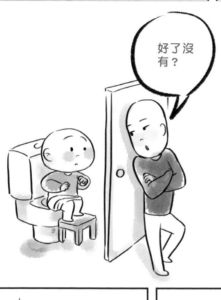

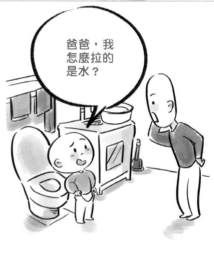

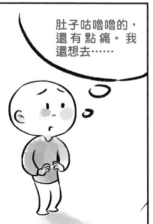

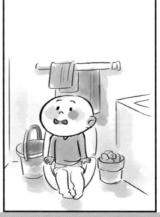

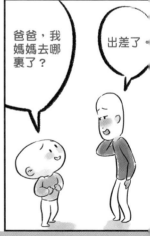

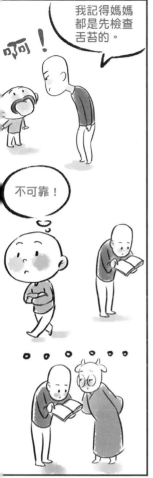

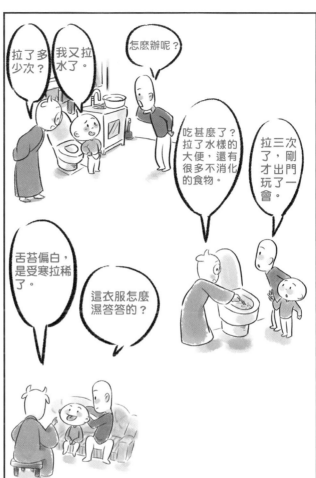

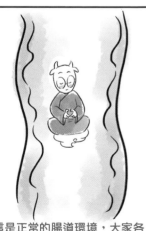

這是正常的腸道環境，大家各司其職。

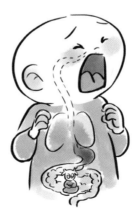

當寒邪入裏，直接來到腸胃時，也就是老人家說的肚子受風了。

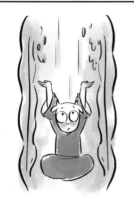

身體就會招架不住，會不自覺地把這些當成木馬病毒，不管好賴，全部排出去。

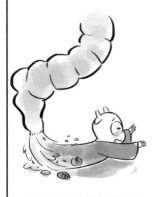

排出去的不僅有髒東西，還有不消化的食物和水。

場面有點尷尬……

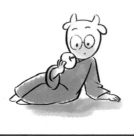

那麼拉稀了首先要做的是甚麼？

補津液啊。

給你拌碗小麵湯。

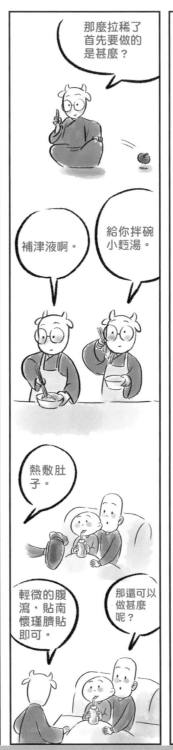

熱敷肚子。

輕微的腹瀉，貼南懷瑾臍貼即可。

那還可以做甚麼呢？

貼南懷瑾臍貼或丁桂兒臍貼

處理思路就是溫中散寒。

小妙招

①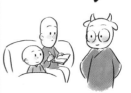

用艾葉加紅糖水驅寒。

②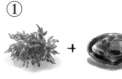

艾灸肚臍和中脘穴。

③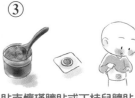

清氣在下，則生飧泄。

——《黃帝內經》

　　小朋友常見的急性腹瀉多是由於受寒或傷食導致脾胃運化不利、大小腸傳化失常、升降失調、清濁不分而形成的。原理是津液為了抗擊邪氣，屢屢受傷敗陣，最後變成廢水聚集在腸胃裏。廢水往上走是嘔吐，往下走就是腹瀉。常見的小兒腹瀉有三類：

【積食腹瀉】

　　是由於吃了過多超過自身消化能力的食物導致的。可能伴有手心熱、舌苔黃（白）厚、口臭、大便酸（惡）臭且發黑、愛喝水、腹脹、食慾不好等。

　　積食腹瀉需要通過大便把食物垃圾排出去，所以不可以直接止瀉，要幫助消化和排出垃圾。中成藥可以使用保和丸。

【受寒腹瀉（寒濕瀉）】

　　是由於外感風寒或飲食生冷導致中焦脾胃受寒引起的。可能伴有感冒症狀，如打噴嚏、流清鼻涕、咳嗽有痰；大便水樣，可能會呈現綠色，腥味或無味；舌苔薄白或濕滑；手腳和肚子可能會偏涼。

　　處理思路是溫中散寒，讓寶寶的肚子暖起來；還要補充水分，防止脫水。可以用南懷瑾臍貼溫暖中焦，把寒邪排出體外。也可以灸肚臍。藥物選擇上，偏寒的可以考慮理中丸，寒性不重的可以考慮藿香正氣水。

【夾熱腹瀉（濕熱瀉）】

　　是由於體內有熱，濕與熱交蒸導致的。腹瀉的特點是大便急迫、肛門灼熱、大便臭、拉不暢快；兼有煩熱、口渴、小便黃、舌質偏紅、舌苔黃膩等熱證表現。

　　處理思路是清熱燥濕。家庭護理可以選擇推拿，包括按揉天樞穴、龜尾穴等。藥物選擇上，熱邪不重的可以考慮藿香正氣水，濕熱明顯的可以考慮複方黃連素片。

　　最後再補充一點：腹瀉次數多，水樣的話，要注意補充水分。腹瀉的護理在飲食上尤其要注意，切不可因為擔心營養流失而給孩子補充大量食物；病後飲食要清、簡，循序漸進。

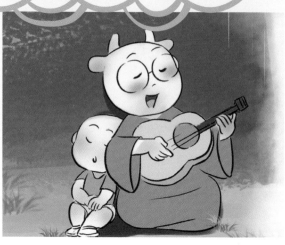

實熱便秘
又臭又硬

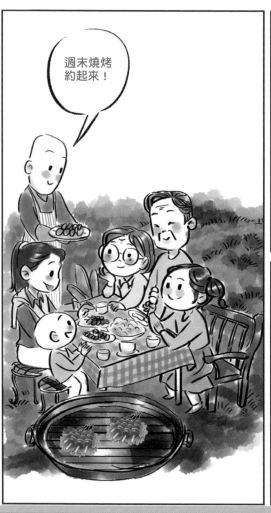

週末燒烤約起來！

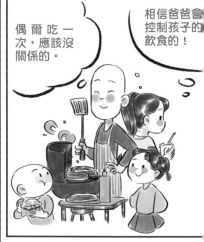

相信爸爸會控制孩子的飲食的！

偶爾吃一次，應該沒關係的。

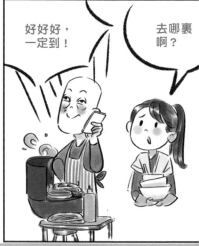

去哪裏啊？

好好好，一定到！

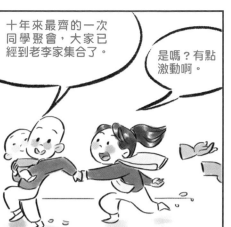

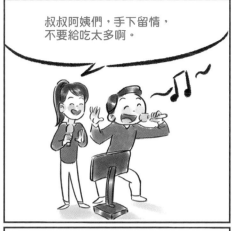

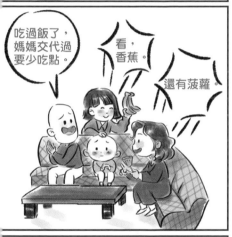

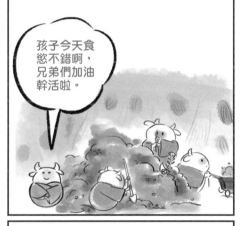

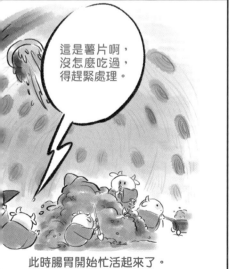

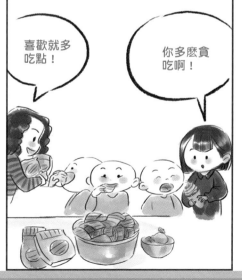

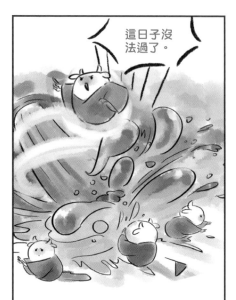

這日子沒法過了。

冰淇淋下了肚，腸胃凍得發抖。大家行動慢了不少，負擔越來越重。

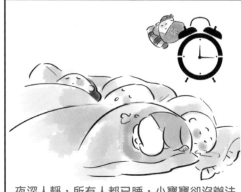

夜深人靜，所有人都已睡，小寶寶卻沒辦法好好睡覺，一會兒撅屁股，一會兒翻滾放臭屁。

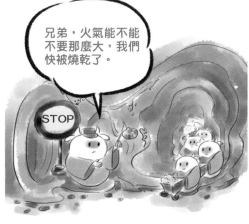

兄弟，火氣能不能不要那麼大，我們快被燒乾了。

STOP

腸胃不斷工作，身體的津液快熬不住了，可憐地說：「到時候製造大便，可少不了我。」

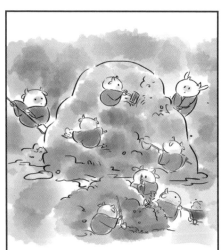

原來腸胃還在忙活，根本沒法休息，其他部門也開始出現抱怨的聲音。

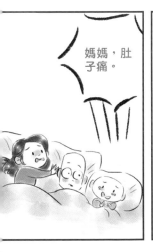

媽媽，肚子痛。

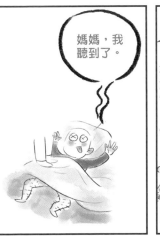

媽媽，我聽到了。

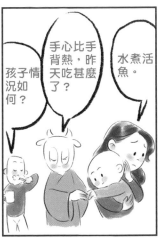

孩子情況如何？

手心比手背熱，昨天吃甚麼了？

水煮活魚。

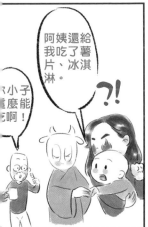

阿姨還給我吃了薯片、冰淇淋。

小子怎麼能吃啊！

?!

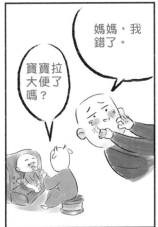

寶寶拉大便了嗎？

媽媽，我錯了。

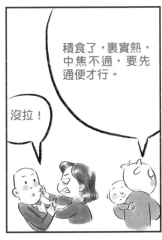

積食了，裏實熱，中焦不通，要先通便才行。

沒拉！

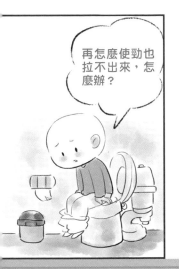

再怎麼使勁也拉不出來，怎麼辦？

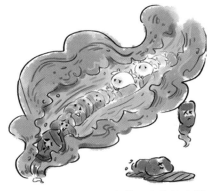

腸胃裏，大便一直堵着，中焦的火爐一直在燃燒，熱一直往上走、往上蒸，所以燒一直沒有退。

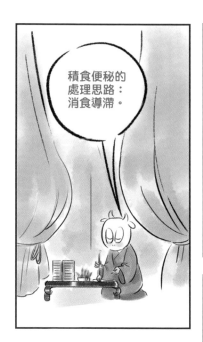

積食便秘的處理思路：消食導滯。

小妙招來啦

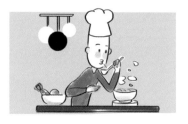

飲食方面，建議吃好消化的食物，如米油、米湯、小麵湯來補充津液。

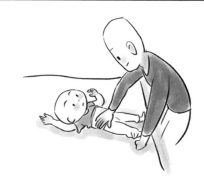

如果孩子不排斥揉腹，也可以輕柔地揉腹，促進腸胃蠕動，幫助排便。

當然也可以用小兒推拿來幫助消食化積。

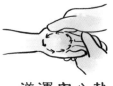

逆運內八卦

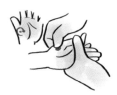

按揉板門

橫搓四橫紋

腹滿，大便不利。

—— 《黃帝內經》

【實熱便秘的症狀】

1. **口臭，放屁特別臭**。進食過多，食物消化不了，在腸胃裏堆積發酵，所以有些孩子早上起來嘴裏一股酸臭味，有些則偶然放一個屁，臭不可聞。

2. **手心比手背熱，胸腹比後背熱**。脾胃有積滯，大量氣血集中到中焦脾胃去解決問題，就會發熱，腹部的溫度會隨之升高。同時，手心、腳心與脾胃的狀況相關，所以溫度也可能一併升高。有些孩子還會出很多汗。

3. **晚上睡不安穩**。孩子晚上睡覺時踢被子，從床頭翻騰到床尾，或是撅着屁股、趴着睡，都有可能存在飲食積滯的問題，「胃不和則臥不安」。

除此之外，積食便秘時還可能出現舌苔黃厚，發燒，愛喝水，臉發紅、發燙等情況。

積食過程中，脾胃過度運轉會消耗大量的氣血，導致腸胃津液不足，讓大便變乾變硬，推動起來就更困難。

【實熱便秘的處理】

實熱便秘的處理思路是消食導滯，幫助中焦脾胃運化食物。

1. **飲食**。這個時候就不要再大魚大肉了，應選擇一些好消化的食物。米油、小麵湯就很合適，既不會給脾胃增加負擔，又能補充津液。

2. **推拿**。逆運內八卦、按揉板門、橫搓四橫紋、揉肚子、下推七節骨，都能幫助消食。

3. **運動**。帶孩子出去跑步，多做運動，也是幫助消食、加速氣血循環的好辦法。

虛寒便秘
沒力氣拉了

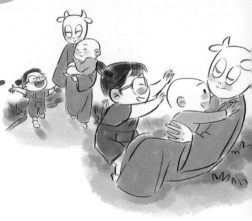

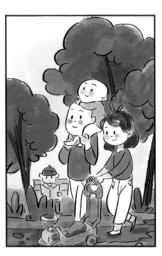

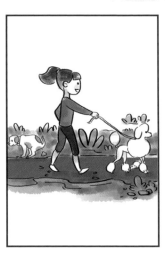

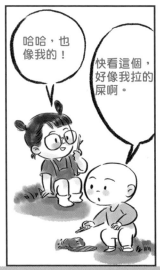

哈哈，也像我的！

快看這個，好像我拉的屎啊。

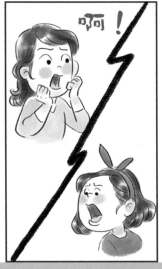

啊！

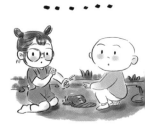

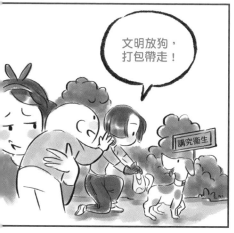

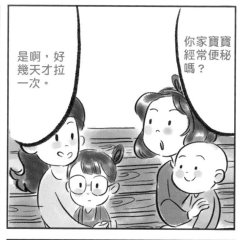

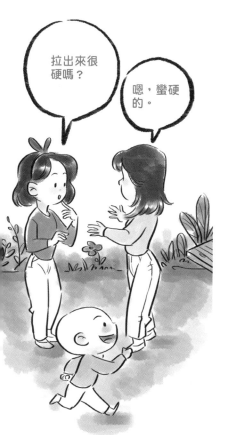

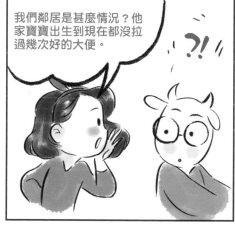

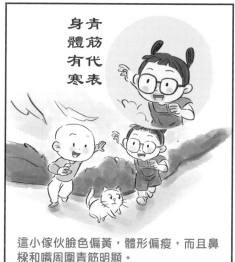

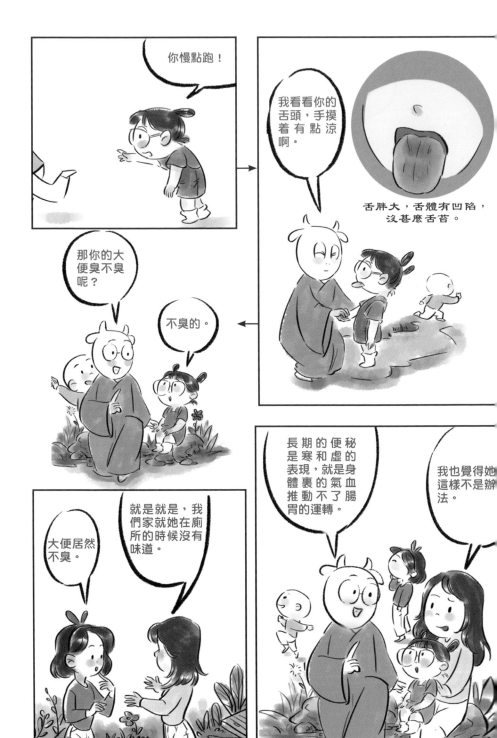

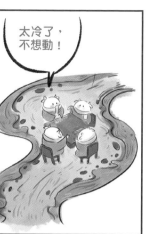

太冷了，不想動！

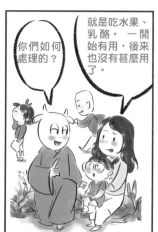

你們如何處理的？

就是吃水果、乳酪。一開始有用，後來也沒有甚麼用了。

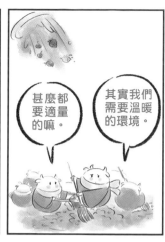

甚麼都要適量的嘛。

其實我們需要溫暖的環境。

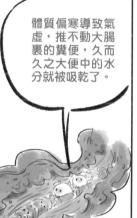

體質偏寒導致氣虛，推不動大腸裏的糞便，久而久之大便中的水分就被吸乾了。

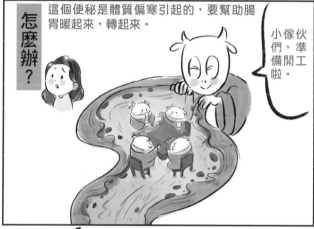

怎麼辦？

這個便秘是體質偏寒引起的，要幫助腸胃暖起來，轉起來。

小傢伙們，準備開工啦。

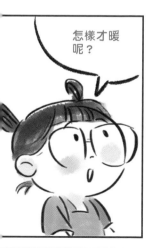

怎樣才暖呢？

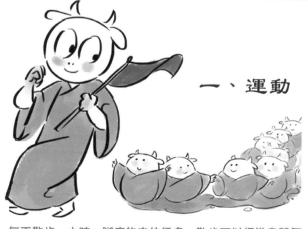

一、運動

每天散步一小時，腳底的穴位很多，散步可以促進身體氣血的運轉。

二、吃易消化的食物

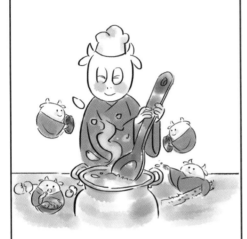

不吃生冷的食物，給他吃暖食、好消化的食物。 東西好消化，腸胃不累，營養就能吸收。 營養吸收了，氣血就多起來了。

三、艾灸

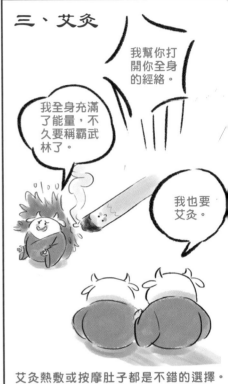

我幫你打開你全身的經絡。

我全身充滿了能量，不久要稱霸武林了。

我也要艾灸。

艾灸熱敷或按摩肚子都是不錯的選擇。肚子暖暖的，就對了。

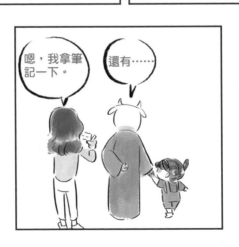

嗯，我拿筆記一下。

還有……

四肢者，諸陽之本也。

——《黃帝內經》

【虛寒便秘的症狀】

　　虛寒便秘是由於身體能量不足，氣血推動能力很弱，無法將大便及時從腸道中推出去而形成的。

　　虛寒的大便，氣味上可能會腥臭，像臭雞蛋味，或幾乎沒甚麼臭味；

　　形狀上可能會不成形，或前乾後軟、前乾後稀。

　　另外，虛寒便秘的孩子還可能出現食慾不佳或食慾異常旺盛卻不消化、不長肉、臉色黃、口唇顏色淡、睡眠不好、愛流口水、舌淡紅或偏淡、舌苔濕滑白膩、舌體胖大或地圖舌等症狀。

【溫暖中焦的方法】

　　寒涼的水果、飲料、冰淇淋要儘量少吃，避免傷害脾胃的正氣。 另外，寒涼的中藥、濫用西藥和輸液治療等也會加劇腸胃的虛寒。 至於讓中焦暖起來的方法，有以下幾種：

　　1. 合理的飲食。以適量、好消化、不傷害脾胃為原則。

　　2. 多運動。要跑起來，蹦蹦跳跳，把四肢和氣血運行都調動起來，使陽氣生發，循環才會更有力。

　　3. 艾灸。艾灸肚子附近的神闕穴、關元穴都是可以的。 每次給孩子艾灸 10 分鐘即可，艾灸之後觀察孩子的睡眠、食慾、大便、情緒和舌苔，視乎狀況而及時調整。

　　4. 南懷瑾臍貼。對調理腸胃，尤其是小孩子脾胃虛寒效果很好。

　　5. 順時針揉腹。多做順時針揉腹，也能促進中焦脾胃的蠕動。

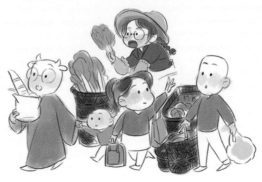

氣機上逆就會嘔吐

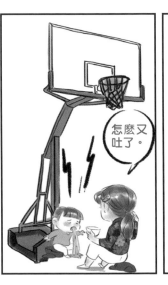

怎麼又吐了。

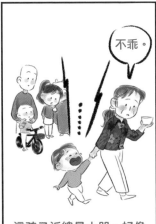

不乖。

這孩子近總是大哭，好像身體不舒服。

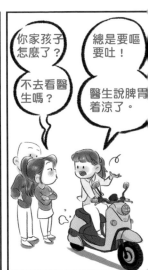

你家孩子怎麼了？

總是要嘔要吐！

不去看醫生嗎？

醫生說脾胃着涼了。

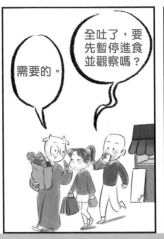

需要的。

全吐了，要先暫停進食並觀察嗎？

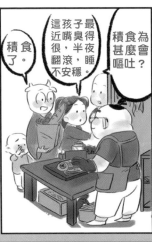

這孩子最近嘴臭得很，半夜翻滾，睡不安穩。

積食了。

積食為甚麼會嘔吐？

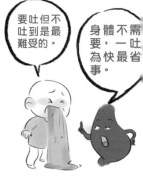

要吐但不吐到是最難受的。

身體不需要，一吐為快最省事。

吐說明身體不需要這些東西，要把它們吐出來。 人體要排裏的髒東西，吐是最短的路徑

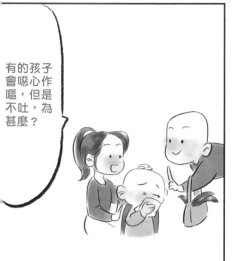

有的孩子會噁心作嘔，但是不吐，為甚麼？

積食的時候產生了內熱，人的氣往上走，這個時候就會有噁心想吐的感覺。

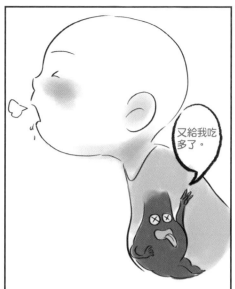

又給我吃多了。

還有一種情況，就是積食內熱還沒形成，但是積食的垃圾已經堵起來了，這時候雖然沒有內熱，但氣也下不去。

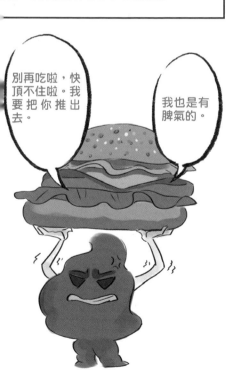

別再吃啦，快頂不住啦。我要把你推出去。

我也是有脾氣的。

再吃東西進去，如果不能從下面出來，就只好從上面出來，把東西吐出去。

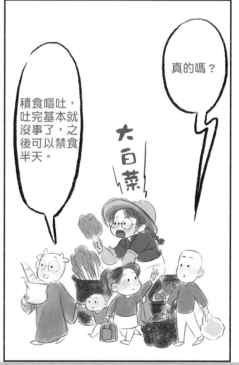

積食嘔吐，吐完基本就沒事了，之後可以禁食半天。

真的嗎？

大白菜

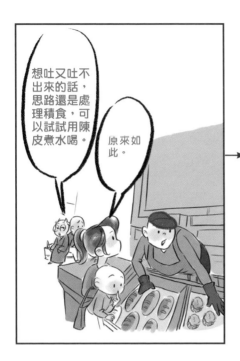

想吐又吐不出來的話，思路還是處理積食，可以試試用陳皮煮水喝。

原來如此。

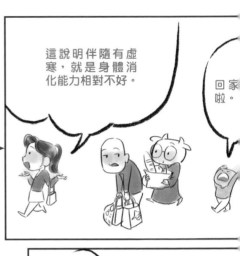

這說明伴隨有虛寒，就是身體消化能力相對不好。

回家啦。

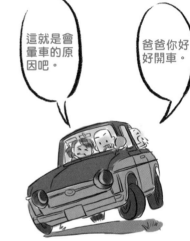

這就是會暈車的原因吧。

爸爸你好好開車。

坐車的時候，如果這個人陽氣不足，就因為車的搖晃和行駛影響腸胃功能的正發揮，本來要往下走的就變成了往上走

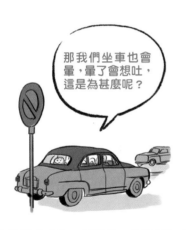

那我們坐車也會暈，暈了會想吐，這是為甚麼呢？

這也是裏虛寒的一種情況，我們稱為水飲上逆。 正常的時候，腸胃消化吸收的食物都是往下走的。

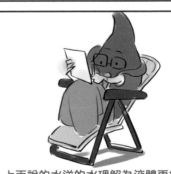

上面說的水逆的水理解為液體更好，因為它更容易往上走。

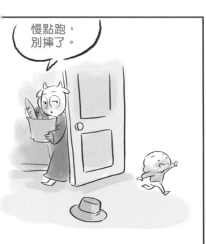

慢點跑，
別摔了。

所以如果是受寒受風後嘔吐，或是暈車嘔吐，解決思路就是溫暖腸胃。

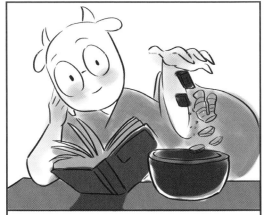

可以喝點生薑紅糖水或藿香正氣水，也可以艾灸中脘穴、肚臍，或熱敷。

中央生濕 …… 在變動為噦。

——《黃帝內經》

【裏虛寒嘔吐是因為腸胃氣血不足】

有一種比較常見的嘔吐，叫裏虛寒嘔吐。 它是因為身體比較虛弱，腸胃沒有更多的氣血去消化食物。 因為這些食物人體沒辦法利用和消化，也就成了所謂的「病邪」，所以人體會找最短的路徑把它排出去。 一般吐完了就會好。

裏虛寒嘔吐的病機跟積食嘔吐比較像，消化能力不好也會出現積食，繼而引起嘔吐。

判斷到底是裏虛寒嘔吐還是積食嘔吐，可以從孩子的症狀來看。 如果發現孩子有積食的症狀，又伴隨嘔吐，而且吐出比較多的東西，那就可以判斷是積食嘔吐。 排除積食嘔吐後，孩子的嘔吐通常來說就是裏虛寒嘔吐了。

判斷為裏虛寒嘔吐，我們可以艾灸中脘穴、肚臍，沒有艾條的話，熱敷也可以。 還可以喝生薑紅糖水。

手心腳心冒小紅點了

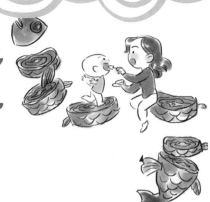

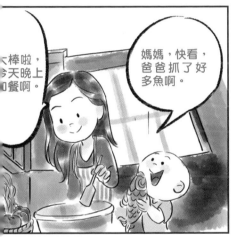

> 太棒啦，今天晚上加餐啊。

> 媽媽，快看，爸爸抓了好多魚啊。

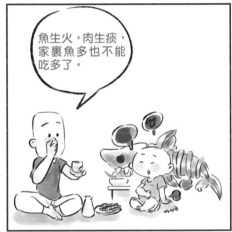

> 魚生火，肉生痰，家裏魚多也不能吃多了。

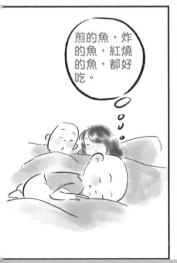

> 煎的魚，炸的魚，紅燒的魚，都好吃。

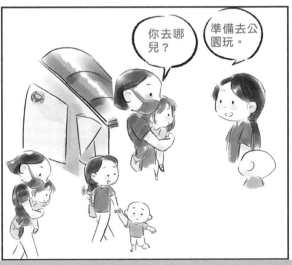

> 你去哪兒？

> 準備去公園玩。

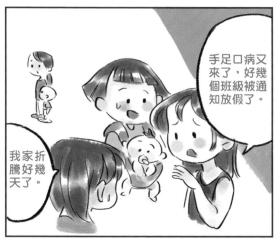

手足口病又來了，好幾個班級被通知放假了。

我家折騰好幾天了。

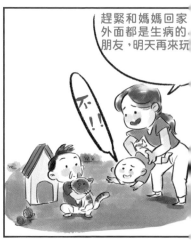

趕緊和媽媽回家，外面都是生病的朋友，明天再來玩。

不！！

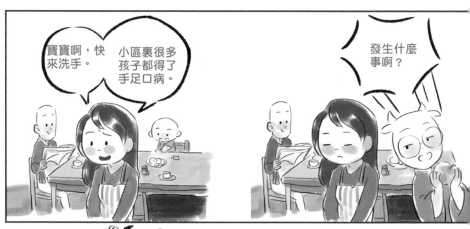

寶寶啊，快來洗手。

小區裏很多孩子都得了手足口病。

發生什麼事啊？

又是嶄新的一天

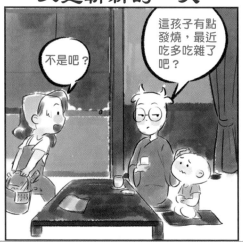

不是吧？

這孩子有點發燒，最近吃多吃雜了吧？

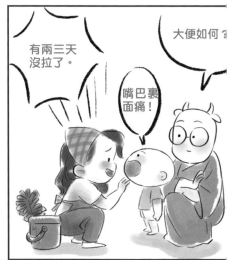

有兩三天沒拉了。

大便如何？

嘴巴裏面痛！

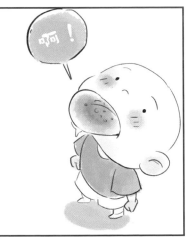

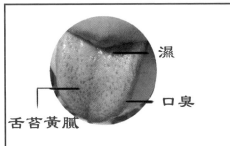

濕

口臭

舌苔黃膩

濕：說明身體裏有廢水。
舌苔黃膩：黃主熱，膩是濕和熱合併。
口臭：舌苔厚膩說明有垃圾，垃圾發酵就
會口臭。

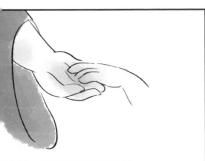

手心潮：說明身體的濕氣重。
手心比手背燙：可作為積食的證據之一。

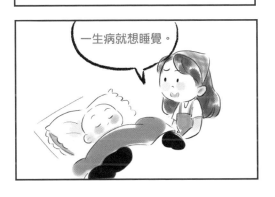

一生病就想睡覺。

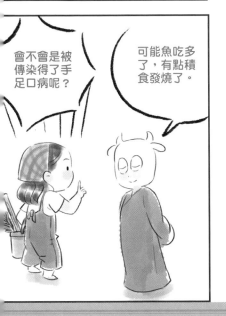

會不會是被傳染得了手足口病呢？

可能魚吃多了，有點積食發燒了。

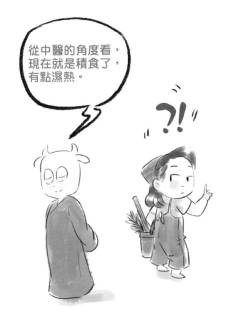

從中醫的角度看，現在就是積食了，有點濕熱。

?!

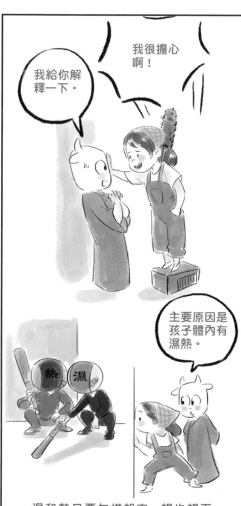

我很擔心啊！

我給你解釋一下。

主要原因是孩子體內有濕熱。

熱　濕

濕和熱只要勾搭起來，趕也趕不走，還不好對付。

這熱呢，很多時候和飲食有關。

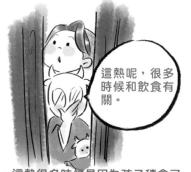

第一，這熱很多時候是因為孩子積食了，食物在腸胃裏堵住了，消化不了，散不出去，鬱熱就會引起身體發熱。

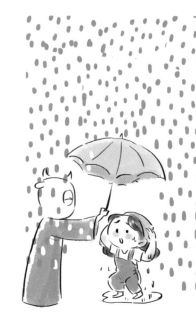

第二，在夏天要熱不熱的時候，總有濕答答的幾天，濕氣很重。 這也是誘因之一。

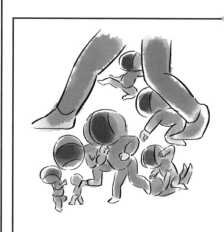

總括來說，體內有濕的或有積滯的，更容易誘發手足口病。

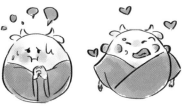

鬱在身體裏　　排出邪氣

這種濕熱的病邪像炆鍋一樣鬱在身體裏，而身體恰恰是通過疱疹的方式來排出邪氣。

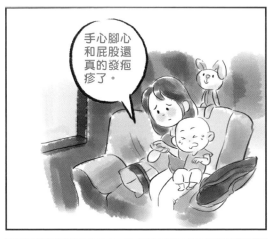

手心腳心和屁股還真的發疱疹了。

現在怎麼辦呢？

那能不能喝三豆湯啊？

幫身體加把勁，把濕熱排出去就好了。

積食誘發的手足口病，別喝三豆湯。

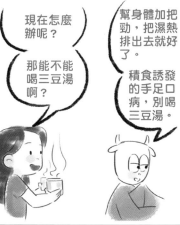

病情不是太嚴重、精神也不錯的話，這兩天清淡飲食，做一些推拿幫助強健脾胃就行。

這是做甚麼呢？

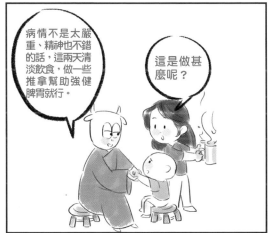

推拿

來幫忙

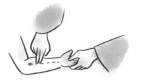

清天河水

按揉風池穴

拿肩井穴

逆揉板門穴

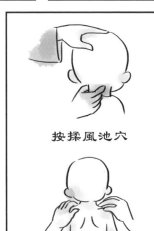

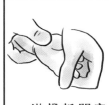

暑以蒸之 …… 濕以潤之。

——《黃帝內經》

【紅點是濕和熱的透發】

夏天來了，濕和熱越來越重。

手足口病、疱疹性咽峽炎是外界的熱、體內的熱和濕糾纏在一起，透發出來形成的。它們與濕和熱的關係密切，所以在夏天更容易中招。

如果氣血循環不夠暢通，身體裏的垃圾和廢水排不出去，就可能以濕和熱的形式留在體內。這時候，外界只要扇陣風點把火，就容易誘發手足口病、疱疹性咽峽炎了。

濕和熱被鬱在身體裏，通常會找身體比較薄弱的地方發出去。發在喉嚨，就是疱疹性咽峽炎；發在手、足、口腔等部位，就是手足口病。

中醫的處理思路是幫助這些濕和熱徹底透發出來，濕和熱排出得越多，身體裏的毒素就清理得越乾淨。

【避免孩子中招的方法】

1. 儘量少吃海鮮、油膩食物、甜食、冰涼的東西，這些食物都容易生濕。保持大便通暢，就不容易感染邪氣。吃得多的時候可以適當喝一點大麥茶、陳皮茶。

2. 勤洗手，少去人多的地方，多去大自然運動，呼吸新鮮空氣。

3. 房間要通風，讓濕濁之氣流動散開。

4. 洗澡的時候可以在水裏倒一瓶藿香正氣水，醒脾化濕。

5. 在室內可以熏艾條、檀香，以祛除空氣中和身體裏的濕氣。

濕疹是體內的垃圾跑出來了

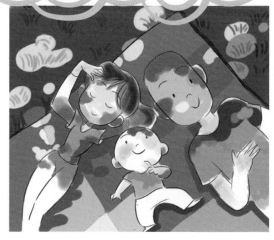

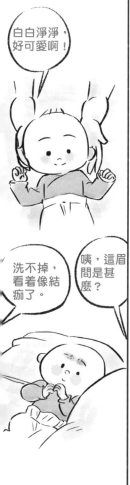

白白淨淨，好可愛啊！

洗不掉，看着像結痂了。

咦，這眉間是甚麼？

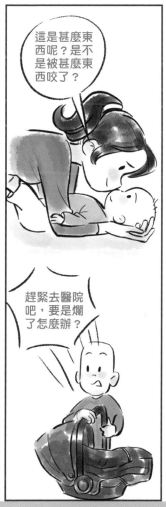

這是甚麼東西呢？是不是被甚麼東西咬了？

趕緊去醫院吧，要是爛了怎麼辦？

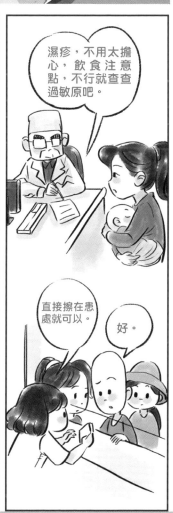

濕疹，不用太擔心，飲食注意點，不行就查查過敏原吧。

直接擦在患處就可以。

好。

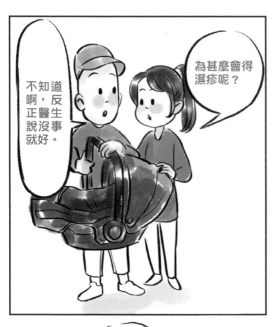

為甚麼會得濕疹呢？

不知道啊，反正醫生說沒事就好。

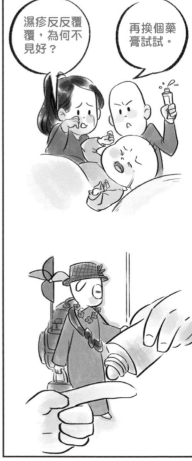

濕疹反反覆覆，為何不見好？

再換個藥膏試試。

旅途愉快，玩得怎樣？

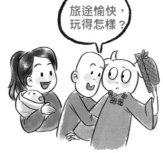

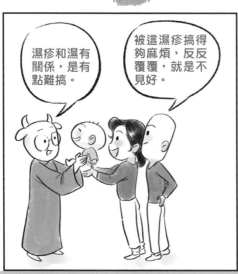

濕疹和濕有關係，是有點難搞。

被這濕疹搞得夠麻煩，反反覆覆，就是不見好。

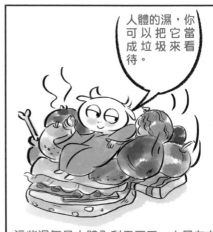

人體的濕，你可以把它當成垃圾來看待。

這些濕氣是人體內利用不了、大量存在的垃圾。

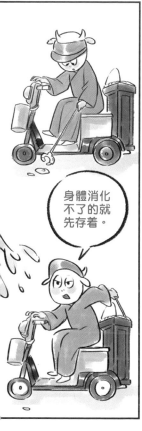

身體消化不了的就先存着。

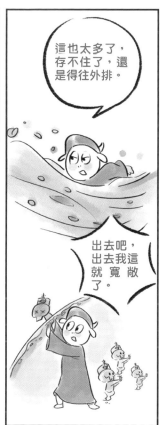

這也太多了，存不住了，還是得往外排。

出去吧，出去我這就寬敞了。

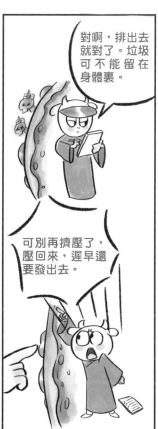

對啊，排出去就對了。垃圾可不能留在身體裏。

可別再擠壓了，壓回來，遲早還要發出去。

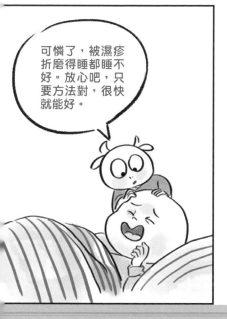

可憐了，被濕疹折磨得睡都睡不好。放心吧，只要方法對，很快就能好。

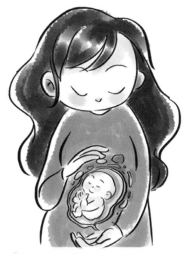

那麼濕疹是怎樣來的呢？最主要的原因是，媽媽孕期吃了過多的寒涼和辛辣的食物，通過氣血傳給了孩子。

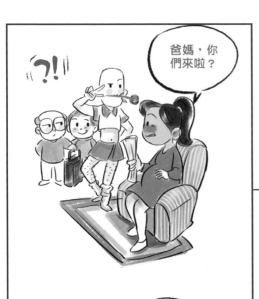

爸媽，你們來啦？

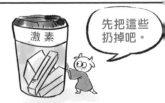

激素

先把這些扔掉吧。

Part one

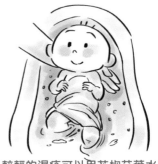

較輕的濕疹可以用花椒艾葉水外洗，一般半年會慢慢自癒。

我們都是同病相憐的寶寶，能把我們治好就行。

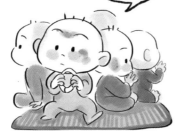

每年患濕疹的寶寶都非常多。

是啊，那該怎麼治？生活上該怎麼護理呢？

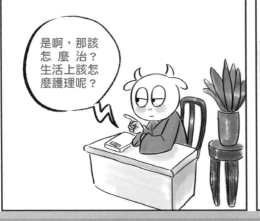

Part two

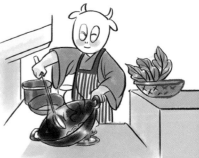

也可以用蛋黃油塗抹患處，一般用後局部發紅、滲液、瘙癢等症狀就會減輕，輕微的濕疹三五次即可痊癒。

Part three

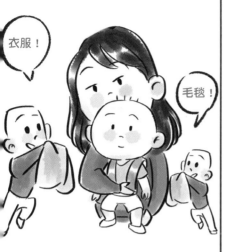

衣服！

毛毯！

在家庭護理方面，孩子的衣服不宜穿得過多，以免起紅疹；儘量穿全棉的衣服，可減少摩擦。

Part four

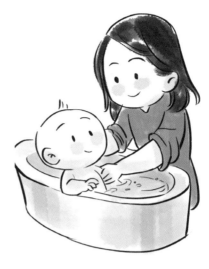

給孩子洗澡時，溫度不宜過高。特別是乾性濕疹，洗完澡要給孩子塗上潤膚膏。

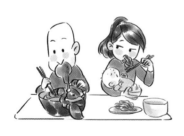

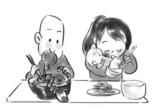

餵母乳的媽媽忌吃肉、蛋、奶、水果，多吃清淡、好消化的食物，養護好脾胃。脾胃好了，濕疹自然就會消失。

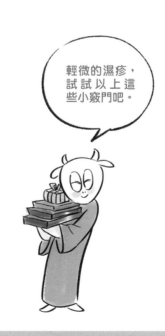

輕微的濕疹，試試以上這些小竅門吧。

有諸形於內，必形於外。

——《黃帝內經》

【濕疹是人體的濕滿溢出來了】

人體的濕，不會一開始就在皮膚上表現出來。當然小孩子不一樣，他們很敏感，容不得一點邪氣。我們可以理解為濕氣就是人體內不能被利用和大量存在的一種垃圾。所以，在濕氣不重的時候，不會長濕疹。長濕疹了，說明垃圾已經積累到身體存放不下，必須要把它往外排了。

濕疹發現越早，正確處理越早，越少用激素抑制症狀越好。因為濕疹本身就水滿外溢了，時間拖得越長，積累得就越多；打壓得越多，體內存得也就越多。

所以，很多用了激素的病人，就會出現這邊好了那邊發、那邊好了這邊又發的情況。

另外，很多濕疹在調理時，還有一個「發」的過程，也就是排毒。道理很簡單，水多得都溢出來了，就要順勢說明往外面倒水。這時候病人會很難受，就要注意怎麼控制這個度。要把這個度控制在病人能接受的範圍內，再慢慢地去扶正祛濕。

【濕疹的處理】

在家處理孩子的濕疹，原則就是「急則治其標，緩則治其本」。在濕疹的急性發作期，如皮膚發紅、有液體滲出時，可以用紫黃膏等外用藥來塗抹患處，也可以用金銀花、蒲公英煮水給孩子擦洗；在濕疹的乾瘡期，要重視皮膚的保濕，建議用艾葉花椒煮水擦洗孩子的患處。

鼻炎是感冒誤治的纍積

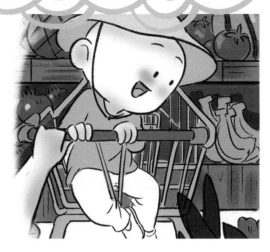

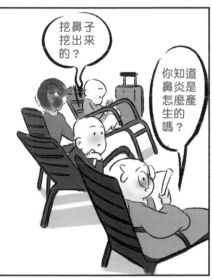

挖鼻子挖出來的？

你知道鼻炎是怎麼產生的嗎？

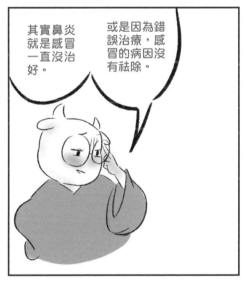

其實鼻炎就是感冒一直沒治好。

或是因為錯誤治療，感冒的病因沒有祛除。

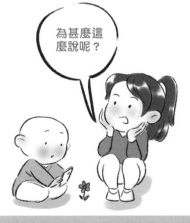

為甚麼這麼說呢？

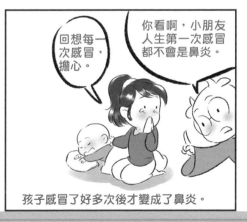

回想每一次感冒，擔心。

你看啊，小朋友人生第一次感冒都不會是鼻炎。

孩子感冒了好多次後才變成了鼻炎。

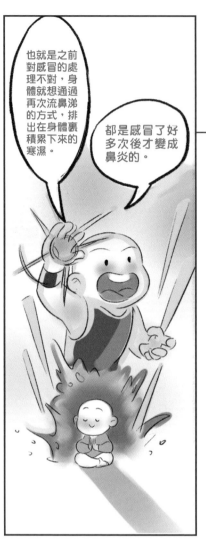

也就是之前對感冒的處理不對，身體就想通過再次流鼻涕的方式，排出在身體裏積累下來的寒濕。

都是感冒了好多次後才變成鼻炎的。

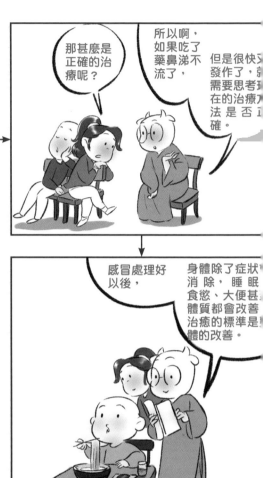

那甚麼是正確的治療呢？

所以啊，如果吃了藥鼻涕不流了，

但是很快又發作了，就需要思考現在的治療方法是否正確。

感冒處理好以後，

身體除了症狀消除，睡眠食慾、大便甚至體質都會改善，治癒的標準是整體的改善。

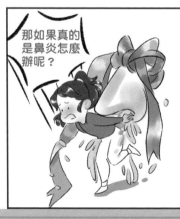

那如果真的是鼻炎怎麼辦呢？

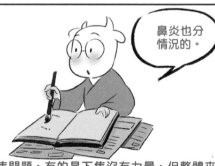

鼻炎也分情況的。

有的是中焦問題，有的是下焦沒有力量，但整體來說，有鼻炎的孩子，多少都有裏虛寒。 不能只管鼻涕，亦要注重脾胃、情志的養護。

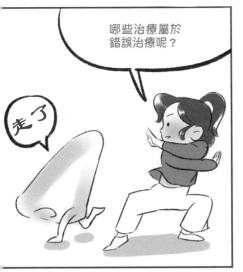

哪些治療屬於錯誤治療呢？

走了

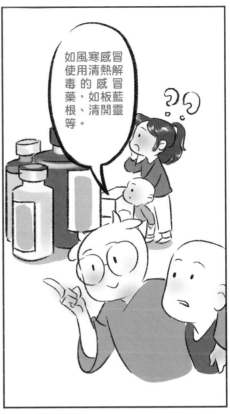

如風寒感冒使用清熱解毒的感冒藥，如板藍根、清開靈等。

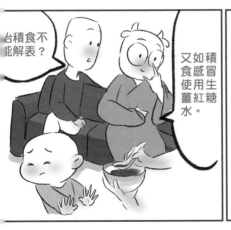

台積食不能解表？

又如積食感冒使用生薑紅糖水。

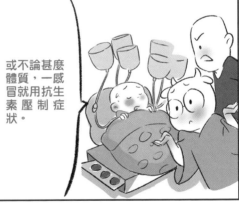

或不論甚麼體質，一感冒就用抗生素壓制症狀。

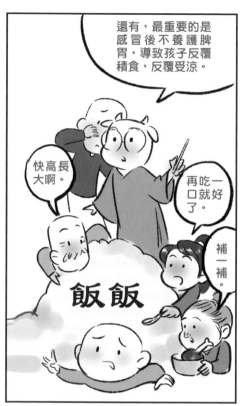

還有，最重要的是感冒後不養護脾胃，導致孩子反覆積食，反覆受涼。

快高長大啊。

再吃一口就好了。

補一補。

飯飯

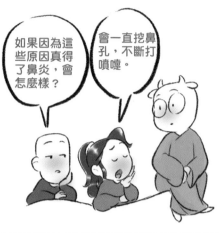

如果因為這些原因真得了鼻炎，會怎麼樣？

會一直挖鼻孔，不斷打噴嚏。

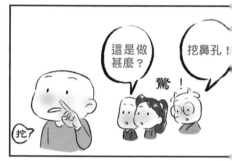

這是做甚麼？

挖鼻孔！

驚！

挖？

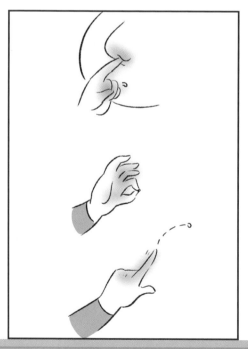

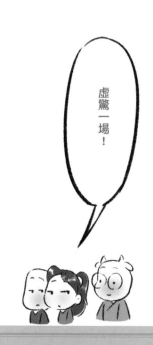

虛驚一場！

冬不按蹻，春不鼽衄。

——《黃帝內經》

【鼻炎產生的原因和調理注意事項】

很多鼻炎是由於多次感冒的誤治，導致身體裏累積了比較多的寒濕，一直沒能完全排出去而形成的。

鼻炎的處理，一方面是要保證每次感冒流鼻涕的時候把能排出的寒濕清理乾淨，另一方面是要提高身體自身的脾胃運化能力，也就是正氣。

調理鼻炎的時候要注意，不能一邊給身體排寒濕，另一邊卻增加寒濕。生冷油膩飲食的負擔、情緒的搗亂，或該休息的時候沒休息好，都可能導致寒濕的增加。

調理的時機也很重要。感冒時本身也是在排寒的，如果正確處理好每一次感冒，就可以借勢排出很多寒濕，體質也會有所改善。

【家長可以做的】

1. 切記不能着急吃藥解除症狀。

2. 關注舌苔。患有鼻炎的孩子的舌苔基本上是偏白的，這絕大多數有虛寒的問題。身體機能偏弱，抵抗力偏弱，所以總是會出現呼吸道工作不正常的狀況。 這時候，可以通過加速身體循環，如泡腳、熱敷、使用南懷瑾臍貼等方法來調理孩子的虛寒問題。

3. 如果症狀比較嚴重，家長、孩子都比較難受時，可以堅持看一段時間中醫。也可以給孩子**揉搓迎香穴**來緩解鼻塞、流涕的症狀。迎香穴在鼻翼的外側緣，大概跟鼻孔齊平的位置。具體的操作方法是，輕柔而稍有力地揉搓，每次揉搓 5－10 分鐘，到局部皮膚微微發紅就可以了。

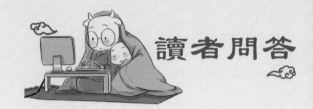

讀者問答

問題 1

羊爸爸，我家女兒 6 歲，這幾年我各種招都用盡了，她還是不願意主動喝水，除非出去玩得滿頭大汗。下雨天容易得急性蕁麻疹，我就給她做艾灸或用艾水洗澡，然後很快就好了。請問應該怎麼改善這種體質呢？

羊爸爸答：

孩子不主動喝水，要麼是她的身體不怎麼缺水，要麼就是她身體裏的水液代謝出問題了。從你的描述來看，孩子水濕比較嚴重，容易得急性蕁麻疹，所以是水液代謝出了問題。

從中醫的角度來看，**水液代謝異常主要是由脾胃的問題引起的**。脾胃不能把水分轉化成身體所需的津液，水濕就會變成垃圾堆積在身體裏面。長此以往，孩子的體質就會越來越差。

調理孩子體質的原則是：「急則治其標，緩則治其本。」也就是說，在蕁麻疹急性期，可以用艾葉泡水給孩子洗澡，這一點你做得很好。

那麼當孩子沒有急性症狀的時候，就可以幫孩子調理脾胃。平時可以給孩子**艾灸**中脘、神闕、關元等穴位，每個穴位灸 5-10 分鐘，總時長不要超過 30 分鐘就可以了。要在醫師的建議下取穴。

如果孩子有舌質紅、舌苔黃、愛出汗、怕熱、手心燙、大便很臭並且乾結等熱證，就不建議艾灸了。如果艾灸後出現了上火、津液不足的跡象，比如口乾、咽乾、咽痛、聲音變啞、容易發脾氣、容易尖叫、大便變乾、嘴唇紅、眼屎多、眼睛紅等，也要暫停。

另外，還可以給孩子**揉肚子**，早上醒來或晚上睡前都可以，每次揉 3-5 分鐘，也可以跟隨孩子的感受，孩子覺得舒服就多揉一會兒。

問題 2

羊爸爸，我家孩子 5 歲了，吃、喝、二便、睡都挺好，大便有時兩天一次，有時一天一次，只不過有時稍微有點乾。他小時候很少生病，但是自從去年冬天參加了元旦晚會表演，就着涼了，並開始咳嗽，一直斷斷續續。後來感冒還加重了，吃了不少中藥、西藥，甚至做霧化，到現在還沒完全好，偶爾還是有點咳嗽。給孩子看診的中醫說是脾胃弱、肺寒濕，西醫說是炎症。我現在着急死了，不知道應該怎麼辦。

羊爸爸答：

如果只是偶爾有點咳嗽，或早上咳嗽幾聲，說明孩子的感冒已經快好了，只不過因為身體裏面正氣不足，孩子還是會偶爾咳嗽的。

中醫講：「久病必虛。」咳嗽耗氣，時間長了容易導致肺的不足。肺和脾又是「母子」關係，所以時間長了也會對脾有影響。

因此，在處理上除了要補肺，還要兼顧補脾。

具體方法：一方面，要注重日常的養護，食物宜清淡一點；另一方面，可以用懷山藥 30 克、牛蒡子 3 克煮水，喝 3 天，在補益肺脾的同時，也可以把殘餘的一點寒邪徹底排出去。

◇◇

問題 3

羊爸爸，請問冬天適合做艾灸嗎？

羊爸爸答：

「春夏養陽，秋冬養陰」出自《黃帝內經》，意思是春生、夏長、秋收、冬藏，所以春夏要順應生長之道以養陽，秋冬要順應收藏之氣以養陰。

還有一種理解是，春夏之時，體表陽氣盛、體內的陽氣虛弱，而秋冬之時體表陰氣盛、體內的陰氣虛弱，體內虛弱就需要滋養，所以春夏要多養護、調節人體的陽氣，秋冬要多養護、調節人體的津液（陰氣）。

不過，這只是總的原則。具體到每個人的病症，如果有受寒的情況，

那就可以做艾灸，把寒邪驅逐出去就好了。

但你要知道，這樣做只是把身體一時的異常狀態調節到正常狀態。一旦恢復到正常狀態，就可以遵循「春夏養陽，秋冬養陰」這個總養生原則了。

◇◇

問題 4

羊爸爸，我家小孩經常會出現聲音啞、雙眼皮、臉色不好等症狀，我就囑咐他多喝水，不吃難消化的，但還是眼睜睜地看着孩子生病了。我想知道，除了早睡覺，還可以做點甚麼呢？

羊爸爸答：

你提到的孩子聲音啞、雙眼皮、臉色不好，是津液不足的一些表現。

其實，孩子津液不足，最主要的問題還是出在脾胃上。脾胃運化的功能失常了，水就不能轉化為津液了。這個時候喝再多的水，孩子津液不足的情況還是不能緩解的。

所以，最重要的是要調理好脾胃。飲食上，除了吃好消化的食物以外，還要注意不要給孩子吃太多，這些都是減輕脾胃負擔的方法。

其次，要避免孩子受寒，做好養護少生病，是提升孩子體質的關鍵。平時鼓勵孩子多運動，能促進氣血循環、養護陽氣、增強抵抗力。

另外，還可以多給孩子做一做揉腹。

◇◇

問題 5

羊爸爸，寶寶咳嗽、流鼻涕的時候忌口要非常嚴格嗎？比如炒飯裏的一點點雞蛋也不可以吃嗎？

羊爸爸答：

通常在家長的印象裏，孩子咳嗽的時候，身體的免疫力和抵抗力就

會下降，那就需要補一補。

但其實，往往有很多人進補之後不但補不了虛，反而加重了病情。這是因為生病的時候，身體尤其是脾胃的功能不全，消化、吸收不了大補滋膩的營養物質，這些物質就會阻滯在身體裏面，造成越補越虛的情況。

所以，孩子生病的時候，提倡適當給孩子忌口，吃清淡一點，吃好消化的食物，以便減輕脾胃負擔。炒飯裏面加一點點雞蛋的情況，可以嘗試着先給孩子吃一點點，看看孩子吃、喝、二便、睡的情況，如果沒有影響，就是可以的。

◇◇◇

問題 6
羊爸爸，我家女寶快 6 周歲了，脾胃一直不好，臉色蠟黃、飯量小、不愛吃肉、易便秘，特別瘦；早上很早起床，中午不午睡，晚上 11 點也不困。請問羊爸爸，想給孩子補充營養，能指導一下嗎？

羊爸爸答：

你的孩子缺乏營養，並不是補充不夠的問題，而是吸收的問題。

脾胃虛弱，消化和吸收的能力下降，所以會出現臉色蠟黃、飯量小、不愛吃肉、易便秘、特別瘦的情況。這個時候即使給孩子補充很多營養，孩子也吸收不了，反而會加重脾胃的負擔，越補可能越嚴重。

所以，關鍵還是調理好後天之本——脾胃。可以先從給孩子規律飲食、吃容易消化的食物、規律睡覺開始。當然，必要的時候可以找中醫看看，用藥物改善脾胃功能。

其實很多時候，孩子睡得晚是一個習慣的養成問題。大人如果能儘量抽出時間來陪着孩子一起早睡，孩子就可能養成早睡的習慣。但要注意，睡前不要給孩子吃太多東西。

◇◇◇

問題 7

羊爸爸，我家寶寶 13 個月了，從開始添加輔食到現在，只要白天吃了麵條，晚上睡覺就會突然哭醒，怎麼辦呢？別人家的孩子吃餃子、餛飩都能消化，我的孩子吃點餛飩皮晚上都哭。都一歲多了，還是只能吃糊狀的輔食。

羊爸爸答：

其實每個寶寶都是獨一無二的個體。作為家長首先要保持平常心，不過於焦慮，因為不是別人的孩子吃甚麼，自己的孩子就必須吃甚麼。對於孩子吃麵食晚上哭醒的情況，可能是孩子脾胃暫時消化不了造成的，不必太擔心。既然孩子吃了肚子不舒服，那就不吃，沒甚麼影響，畢竟能吃的食物還有很多。

不過要注意，給孩子添加輔食要循序漸進，要單一。可以先給孩子喝一點米油，然後是粥，再添加麵食。麵食的話，可以先給孩子吃無添加劑、無色素的短麵。

份量的話，可以先是 1/4 碗，觀察孩子情況，如果沒有問題，再增加到 1/2 碗、1 碗。

◇◇◇◇◇◇◇◇◇◇◇◇◇◇◇◇◇◇◇◇◇◇◇◇◇◇◇◇◇◇◇◇

問題 8

羊爸爸，我的孩子快 7 歲了，一直是吃飽、吃油膩、吃冷的東西就要大便，請問該如何調理呢？

羊爸爸答：

你的孩子吃飽、吃油膩、吃冷的東西就要大便，是因為這些東西對腸胃有刺激，能排大便一定程度來說是好事，說明身體能夠通過排大便來自行解決問題。

當然，在這個過程中要觀察大便的情況，以及排完大便孩子有沒有不舒服的情況。如果排完大便身體舒暢就沒甚麼問題。

另外，這也提示我們要儘量少給孩子這樣的刺激，以免腸胃受不了

而「罷工」，因為在中醫看來，生冷寒涼的食物是要少吃的。並且小孩子的餵養原則之一是「若要小兒安，常帶三分饑與寒」，也就是說，若想小孩子平安不生病，就應該讓他吃飯吃七成飽，衣服不要穿太多。吃得過飽，小孩子的睡眠也會出問題。

你的孩子在飲食和養護方面尤其需要注意，因為他屬脾胃比較虛弱的類型。

問題 9

羊爸爸，我家孩子脾胃虛寒，但為甚麼冬天時腳底很怕熱，喜歡光着腳，能不穿襪子就不穿，能不穿鞋就不穿？

羊爸爸答：

首先，是不是脾胃虛寒不好說，希望家長不要一開始就給孩子貼上一個「標籤」。小孩子的脾胃都是有點不足的，所以才強調要注意餵養和保護脾胃，但這並不是說需要被保護的就是虛的，這一點家長一定要清楚。

有些孩子是體內實熱，那麼除了手心、腳心熱之外，還可能出現聲音嘶啞、口鼻唇舌發乾和起皮的情況，舌頭往往比較紅，舌苔乾燥或舌苔很少。另外，孩子的大便會比較乾，或是前段大便比較乾。小便可能會比較少，顏色偏黃。孩子一般願意主動補充水分，如多喝水、吃水果和喝粥。

也有部分孩子手心、腳心熱是因為體內有積食。脾主四肢，脾胃有熱，就可能出現四肢潮熱的情況。這時候，家長可以將飲食清淡、減少一些，少一些高糖、高蛋白、高熱量的食物，多一些蔬菜、米、麵、粥，給孩子的腸胃減輕負擔。

問題 10

羊爸爸，之前孩子受寒時，我一直用的是葱白淡豆豉煮水給他喝。那如果是孩子在奔跑後出汗，隔汗不及時引起的感冒，可以用甚麼呢？

羊爸爸答：

孩子受寒了，用蔥白淡豆豉煮水喝是很好的方式。小孩子隔汗不及時引起的感冒，也可能是受寒了。

奔跑後出汗，皮膚的毛孔會打開，這時候就容易遭到外邪的侵襲，尤其是風寒邪氣。如果要具體判斷孩子是不是受寒了，可以通過下面這些症狀來判斷：

第一，舌苔比較薄白。第二，流的鼻涕跟清水一樣。第三，可能會出現打噴嚏的症狀。第四，可能會出現怕冷的現象，穿厚的衣服還是會覺得不夠暖。第五，摸孩子的額頭和身體，沒甚麼汗。

如果能判斷孩子是受寒了，還是可以用蔥白淡豆豉煮水喝的。另外，也建議讓孩子適當運動。

問題 11

羊爸爸，我家孩子只打噴嚏，但沒有其他症狀，要處理嗎？會不會出現受寒沒及時處理，邪氣入裏的情況呢？

羊爸爸答：

建議觀察孩子打噴嚏的頻率。如果只是偶爾打噴嚏，或當溫度下降的時候才有，就要及時穿衣、吃暖食，身體暖起來可以避免寒邪繼續加重。

如果噴嚏比較多，持續不斷，可以及時做一些干預，防止寒邪加重，如泡腳、喝熱粥、喝薑湯、用熱水袋暖頸部和肚子等。

問題 12

羊爸爸，我之前在網上認識了個教大家怎麼餵養孩子的中醫，他說魚、肉、蛋、奶、水果不能吃，只能吃小米稀飯、南瓜、紅薯和一點綠葉蔬菜，現在我都不知道該給孩子吃甚麼了。

羊爸爸答：

真正的中醫不會籠統地說甚麼都不能吃，因為中醫最基本的原則就是辨證，方案是因人而異的。

如果孩子本身就上火了，已經長了口腔潰瘍，這時候就最好不要吃熱性大的食物，如火鍋、羊肉等，否則就是火上澆油。如果孩子已經積食了，就不要再給孩子吃很難消化的奶油蛋糕、牛肉、水果、海鮮等，否則孩子的腸胃堵塞就會越來越嚴重。

如果你的孩子脾胃不太好，可以適當選擇容易消化、偏性小，同時營養豐富的食物，如稀粥和湯麵一類的。更小的孩子可以喝米油、小麵湯。

至於蔬菜的選擇，如果孩子有寒證，可以選入脾胃的馬鈴薯和山藥，用它們來熬原味湯。如果孩子有熱證，可以選一些綠色的蔬菜，如西蘭花、四季豆或翠玉瓜，燙熟或蒸熟，灑幾滴香油就可以了。

大的原則是，在孩子正常的情況下，可以通過反饋式餵養來找到適合孩子吃的食物。

◇◇

問題 13

羊爸爸，請問怎麼區分食物是寒涼的還是溫熱的？我家孩子的醫生說要忌口寒涼，但是我總有點摸不著頭腦。

羊爸爸答：

我幫你總結了一下常見食物的寒熱溫涼特性。其中平性的食物，有專家認為是寒涼的，也有專家認為是溫熱的，存在爭議，不過總體來講，性味都是比較平和的。

	熱	溫		平		涼		寒	
肉	/	・羊肉 ・牛肉 ・雞肉 ・豬肚 ・海蝦 ・河蝦	・鱔 ・河豚 ・海參 ・海星 ・鮑魚	・豬肉 ・鵝肉 ・鯽魚 ・黃花魚 ・鱸魚 ・鯉魚 ・烏賊	・沙丁魚 ・泥鰍 ・吞拿魚 ・海蜇 ・海膽 ・乾貝	・鴨肉	・兔肉	・螃蟹 ・蜆 ・章魚 ・蚌肉	・田螺 ・蜆子 ・鴨血
蛋	/	・鵝蛋		/		・鴨蛋		/	
蔬菜		・白蘿蔔 （熟） ・韭菜 ・蓮藕 （熟） ・蒜 ・洋蔥	・芫茜 ・南瓜 ・芥菜 ・魔芋 ・番薯	・大白菜 ・椰菜 ・扁豆花 ・四季豆 ・馬鈴薯 ・胡蘿蔔 ・山藥 ・芋頭 ・苦瓜 （熟） ・冬菇 ・竹笙 ・黑木耳 （微涼）	・平菇 ・雞腿菇 ・猴頭菇 ・百合 ・松茸 ・葛根 ・蘿蔔 （微涼） ・銀耳 （微涼） ・燕窩 ・玉米鬚	・芹菜 ・菠菜 ・唐生菜 ・蘆筍 ・茄子 ・番茄 ・白蘿蔔 （生） ・絲瓜	・青瓜 ・冬瓜 ・金針菜 ・牛蒡 ・西蘭花 ・油菜 ・金菇 ・鷓鴣菜 ・蘑菇	・蓮藕 （生） ・馬齒莧 ・蘆薈 ・海帶 ・絲瓜 ・紫菜 ・草菇 ・豆芽	・苦瓜 （生） ・蕹菜 ・粉絲 ・白菜 ・馬蹄 ・竹筍 （微寒）
穀物	/	・糯米 ・黑米 ・西米	・高粱 ・穀芽	・大米 ・玉米 ・燕麥 ・米糠	・鍋巴 ・黑米 ・白芝麻 ・黑芝麻	・小米 ・小麥 ・大麥	・蕎麥 ・薏苡仁 ・麵筋	/	
豆類	/	・扁豆 （微溫）		・豌豆 ・赤小豆 ・黑豆	・黃豆 ・毛豆 ・蠶豆 ・豆豉	・豆漿 ・豆腐皮	・腐竹 ・豆腐	/	

	熱	溫		平		涼		寒	
水果	/	・桔子 ・石榴 ・木瓜 ・黃皮果 ・檸檬 （微溫） ・杏桃 ・荔枝	・佛手柑 ・龍眼 ・紅毛丹 ・山楂 ・桃	・椰子 ・無花果 ・布冧 ・菠蘿 ・菠蘿蜜	・葡萄 ・橄欖 ・櫻桃 ・梅	・梨 ・枇杷 ・橙 ・山竹 ・草莓 （微涼） ・芒果	・蘋果 （微涼） ・火龍果	・香蕉 ・柿子 ・哈密瓜 ・西瓜 ・柚子	・楊桃 ・桑椹 ・奇異果 ・甘蔗 ・蜜瓜
乾果	/	・栗子 ・開心果 ・核桃仁 ・松子仁	・葵花子 ・荔枝乾 ・龍眼乾	・榛子 ・白果 ・芡實 ・腰果 ・蓮子	・南瓜子 ・花生 ・葡萄 ・杏仁 ・栗子	・羅漢果		・柿餅	
飲品	/	・羊奶 ・茉莉花茶 ・玫瑰花茶 ・月季花茶 ・桂花茶	・金盞花茶 ・迷迭香茶 ・百里香茶 ・紅茶	・牛奶 （微涼） ・乳酪 ・母乳	・豆漿 ・蜂蜜	・椰漿 ・蜂王漿 ・綠茶	・菊花茶 ・百合花茶 ・槐花茶	・番瀉葉茶 ・苦丁茶 ・絞股藍茶	・梔子花茶 ・金銀花茶 ・苦瓜茶
調味品	・大蒜 ・辣椒 ・花椒 ・胡椒 ・肉桂粉	・料酒 ・八角 ・葱 ・京葱 ・葱白 ・芥末 ・生薑 ・咖喱粉 ・乾薑	・紅糖 ・桂花 ・孜然 ・植物油 ・醋 ・丁香 ・麥芽糖 （微溫）	・白糖 ・冰糖 （微涼）	・味精	/		・食鹽 ・麵醬	・醬油

問題 14

羊爸爸，鄰居種的西瓜，常溫的，寶寶 4 歲半，昨天吃了好多，晚上就咳嗽了。請問西瓜吃多了是不是會導致咳嗽？

羊爸爸答：

咳嗽是否因西瓜吃多了引起的，不太好判斷，因為咳嗽的原因比較多。

不過，西瓜是偏寒涼的水果，吃多了確實容易導致體內受寒。寒邪內生，也容易生濕。小孩子五臟六腑都比較嬌嫩，所以寒涼的東西要儘量避免，吃多了不好。

問題 15

羊爸爸，2 歲以下的寶寶，他們還不會表達，那怎麼知道他們的身體是怕熱還是怕冷呢？

羊爸爸答：

對於還不太會表達的小孩子，可以多觀察孩子的表現。例如，平時會踢被子的小孩，生病的時候就沒那麼愛踢被子了，或睡覺的時候突然蜷縮成一團，說明他怕冷了。

相反，平時只是偶爾踢被子的孩子，突然頻繁地踢被子了，說明孩子可能怕熱了。

問題 16

羊爸爸，請問感冒無論是風熱的還是風寒的，都是可以自癒的嗎？

羊爸爸答：

感冒確實是可以自癒的。

其實，我們人體每天都在和風、寒、暑、濕、燥、火這些邪氣打交道，只不過身體裏面的正氣比較足，能把這些邪氣都打退，所以我們是健康的。而風寒或風熱感冒，是因為邪氣侵入了人體，正邪雙方在人體裏面交戰；或正氣相對不足，邪氣不斷侵入造成的。

所以，只要身體裏的正氣恢復起來，邪氣就能夠排出去，感冒也就好了。正氣有時候是可以自行恢復的，所以感冒是可以自癒的。

從現代醫學角度來講，感冒是一種自限性疾病。也就是說，它會在發展到一定程度後自動停止，並逐漸痊癒，並不需要特殊治療。對症治療或不治療，靠自身免疫也可痊癒。

問題 17

羊爸爸，請問是不是懷孕的時候媽媽宮寒、體內有濕氣，就可能會造成孩子有濕疹？我家孩子出生 30 多天就得濕疹了，而且孩子母乳剛吃飽就拉大便，還特別稀，有點綠色。

羊爸爸答：

是的，媽媽孕期的體質對孩子的體質可能會有較大的影響。

臨床上有很多這樣的例子。因為媽媽在懷孕期間吃了過量的生冷食物、特別難消化的大魚大肉，或是刺激、辛辣的食物等，孩子出生後患濕疹的概率就會增加。如果後期餵養不當，則更容易誘發，或容易出現濕疹反覆不癒的情況。

身體有自我修復的能力，所以會努力排出體內濕邪，表現出來就是有的人會長濕疹，有的人會腹瀉、咳痰等。

所以對於體內有濕邪的孩子，在母乳餵養階段，除了要注意孩子的飲食，媽媽的飲食也要相應調整。這也提示處於備孕和孕期的媽媽，對身體的自我調護也很重要。

名詞解釋

【胃強脾弱】

中醫裏的一種脾胃病症，是指胃的消化能力很強，但是脾比較虛弱，運化能力差，對食物中的營養吸收很差，會導致孩子吃個不停，卻不長肉。

胃強脾弱的孩子，通常會有以下症狀或表現：胃口好，光吃不長肉；脾氣不好，不給吃就胡鬧；大便異常，通常是長期偏黑偏臭，或多天一次，或便秘，或大便乾結；睡眠不好，容易驚醒；肚子偏大，摸着不是很柔軟；容易出汗；舌苔容易偏厚；頭髮看起來發黃，沒甚麼光澤。

【太陰體質（虛寒體質）】

中醫對一種體質的描述。太陰指的是孩子有裏虛寒的表現，所以太陰體質也可稱為虛寒體質。太陰體質一般是因長期錯誤餵養孩子，或生病後誤用了大量寒涼藥物而導致的。

太陰體質的孩子通常會有以下症狀或表現：舌質淡或舌苔白，有齒痕；面色白，唇色白，手腳偏涼；容易腹瀉、感冒、積食，睡眠不好，或長期便秘等。

【反饋式餵養】

反饋式餵養，就是根據孩子吃完某種或某幾種食物以後，身體所表現出來的各種情況，主要是大便、睡眠、舌苔、食慾變化、口氣等，來指導和逐步完善接下來的餵養計劃的一個循環過程。孩子一旦吃得不對、不消化，最直接的表現就是睡不好，大便有了變化。

羊爸爸認為，每個孩子的身體稟賦不同，適合別人家孩子的食物不一定適合自家孩子；孩子小時候吃了不消化的食物，隨着年齡的增長、脾胃功能的加強，也可能會逐步消化。所以，吃了能消化、吸收才是關

鍵，沒有「一刀切」的標準餵養模式。家長要做的就是在這個過程中，通過對孩子的細心觀察，逐步篩選出最適合自家孩子的食物種類。

【舌苔】

中醫舌診的內容之一。舌苔是指舌頭上薄而潤的苔狀物，可以通過觀察孩子的舌苔來診斷和判斷孩子的身體情況。

例如，看舌苔的厚薄，過厚的舌苔代表身體裏面可能有瘀堵的食物垃圾；或看舌苔的顏色，舌苔偏黃說明身體對應的部位可能有熱；如果過白，那身體可能是有寒了。

少部分孩子舌苔上可能有裂紋，說明身體裏面缺乏津液（有用的水），這種情況大多是濫用抗生素或退燒藥導致的。

還有少部分孩子會出現地圖舌，也就是舌苔剝落的情況，這時候多考慮是胃氣不足。

【三焦】

中醫術語，是上焦、中焦和下焦的合稱。

從部位上來說，橫膈膜以上為上焦，包括心、肺以及頭面官竅；橫膈膜到肚臍為中焦，包括脾、胃、肝、膽；肚臍以下為下焦，包括腎、大腸、小腸、膀胱等。

從功能上來說，三焦是全身水液代謝的通道，也是體內氣的升降出入通道。

【正氣】

中醫術語，最早出自《黃帝內經》。正氣是人體一切正常物質及其功能的總和。正氣的主要功能是抗病祛邪、自我監控調和、適應環境、自我康復，也可以簡單理解為人體的免疫力和抵抗力。

一般來說，正氣足的孩子，免疫力和抵抗力強；正氣弱的孩子，身體比較差，免疫力和抵抗力弱，容易生病。

【邪氣】

中醫術語，指各種致病因素，常見的有「外感六淫，內傷七情」，也就是風、寒、暑、濕、燥、火（熱）這六種外在致病因素，以及喜、怒、憂、思、悲、恐、驚這七種內在致病因素。

【正邪鬥爭】

中醫指正氣和邪氣的鬥爭。當邪氣侵襲人體的時候，身體的正氣就會過來抗邪。如果正氣比較強，能及時抵抗邪氣，人體就不會生病或病後恢復比較快；如果正氣比較弱，邪氣比較強，那麼人就比較容易生病，或病後恢復比較慢。一般來說，正氣和邪氣都強，正邪鬥爭會相對劇烈；正氣和邪氣有一方虛弱，正邪鬥爭就會比較弱。

【排邪】

中醫指將邪氣從身體裏面排出去的過程。排邪的過程中通常會出現排邪反應，也叫排病反應。因為在排邪的過程中，正氣會聚集起來和邪氣作鬥爭，所以會出現一系列的症狀。例如，排出寒氣的時候，可能出現渾身冒冷汗的情況；排出濕氣的時候，可能會出現腹瀉、出疹等情況。

【氣血】

在中醫看來，氣和血是兩個概念，但它們都是構成人體的基本物質。

氣是人體裏不斷運動的一種精微物質。例如，腎裏面的先天元氣、脾胃運化後生成的宗氣、身體體表具防禦作用的衛氣，都是氣的一種形

式。氣的主要功能是推動、溫煦和防禦等，推動血的運行，溫煦人體的臟腑和經絡，防禦外邪。

血基本上是指血液，具有營養和滋潤全身的功能。

【津液】

中醫術語，是人體一切正常水液的總稱，也可以簡單理解為對人體有用的水。津液的功能主要是滋潤和濡養。在皮膚表面的津液，有滋潤皮膚、毛髮的作用；在人體孔竅的津液，有滋潤和保護眼、耳、口、鼻等的作用。

津液的一部分來源就是攝入體內的食物和水分，這些食物和水分要經過脾胃的運化才能最終轉化為津液。不能被消化和吸收的水就是廢水，需要排掉。

【寒氣】

寒氣也叫寒邪，俗稱「着涼了」，是中醫六淫之一。在氣溫較低的冬天，或在氣溫突然降低的條件下，例如夏天突然進入空調房，人體防寒保暖不夠，就容易遭到寒氣的侵襲。

寒氣的主要特點是凝滯和收引。凝滯就是凝結、阻滯不通的意思。身體的氣血遇到寒氣不通了，就可能出現疼痛的情況，夏天給孩子吃大量冰西瓜就可能出現這種情況。

收引就是收縮、牽引的意思。風寒感冒的時候，感受了寒邪，人體皮膚毛孔關閉，氣就會向身體裏面收。

【寒熱夾雜】

中醫對身體疾病狀態的一種描述，是指身體表現出了寒的症狀，又表現出了熱的症狀。比如，常見的上熱下寒，就是孩子身體比較虛寒，

中下焦表現出了寒的症狀，如脾胃消化不好、肚子痛、下肢冰涼、大便不成形、喜歡暖的東西貼着肚子，但是偏上的部位可能出現口乾、咽乾、咽痛等熱的症狀。

中醫通過判斷寒熱來對症用藥，但有時會同時出現有寒又有熱的情況。最常見的就是孩子感冒了，既流清鼻涕，又流黃鼻涕。一般情況下，清鼻涕、白鼻涕為寒的表現，黃鼻涕為熱的表現，說明此時孩子處於寒熱夾雜的狀態。

【陽氣】

「陽氣」一詞最早出自《黃帝內經》：「陽氣者，精則養神，柔則養筋。」陽氣是生命活動的動力，在生命過程中具有十分重要的作用，也可以簡單理解為身體裏的太陽。

身體裏的陽氣也會表現出和太陽類似的升、浮、降、沉的狀態，也有與太陽相似的功能：給生命提供持續的動力，有溫煦、升發、氣化、保護身體的作用。

身體比較好的人陽氣相對來說比較足，身體比較差的人陽氣相對不足。

【五臟六腑】

五臟是指心、肝、脾、肺、腎，六腑是指膽、胃、小腸、大腸、膀胱和三焦。

中醫所說的五臟六腑不僅是解剖學意義上的物質結構，還包括生理功能以及對應的外在表現。

例如心，不僅包括心、血、脈在內的完整循環系統，還包括主宰精神、意識的思維活動。而且心對應的體液是汗，開竅在舌，心的功能是否正常，可以通過面部色澤來觀察，就是「其華在面」。

【汗血同源】

中醫指汗和血都來源於脾胃運化的水穀精微物質。因為汗是津液生成的，津液和血又是相互轉化的，所以汗血是同源的。

給孩子泡腳的時候，只要微微出汗即可，不能大汗淋漓，大汗淋漓會損傷氣血。

這個理論用於臨床中，出汗過多的孩子，血也會虧虛，所以不能用放血療法；出血過多的孩子，身體裏的津液也是相對不足的，所以不能用發汗的方法。

【寒熱溫涼】

中藥四氣五味理論的一部分，寒熱溫涼是指中藥的四氣。用中藥治病，主要理論之一是「寒者熱之，熱者寒之」，也就是熱證的人用寒涼的藥，而寒證的人用溫熱的藥。

藥物的寒涼和溫熱兩大方向的作用分別是：

溫熱方向	寒涼方向
使血液流動加快	使血液流動減慢
擴張血管	收縮血管
讓氣血往上往外走	讓氣血往下往內走
使心跳加快	使心跳減慢
提升或補充局部的能量	消耗能量（陽氣）導致局部能量降低
使局部（一般是體內）溫度上升	使局部（一般是體內）溫度下降
使新陳代謝變旺盛	使新陳代謝減弱或被抑制
促進腸道蠕動	減慢腸道蠕動

除了中藥，食物也是有寒熱溫涼特性的，中醫養生裏面的食療常常根據這個特性來選擇食物。

【白虎湯】

中藥方劑名，出自張仲景的《傷寒論》，由石膏、知母、粳米和甘草四味中藥組成，主要用於治療體內熱盛、津液不足的病證，具有清熱生津的功效。

西瓜是天然白虎湯，中陽暑後吃一片西瓜，清熱生津，效果很好。

【三豆飲】

中藥方劑名，出自《世醫得效方》，成分包括赤小豆、黑豆、綠豆和甘草。

三豆飲相傳最早出自扁鵲，具有活血解毒的作用。

【督脈】

人體的奇經八脈之一，位於人體後背正中。

督脈總管身體的陽經，所以又叫「陽脈之海」。我們平時曬太陽的時候，最好是曬背，這樣更容易補陽氣。

【大椎】

人體的一個穴位，位於第7頸椎棘突下凹陷中，為陽氣充足的穴位。

在孩子受寒感冒的初期，用艾灸或手搓熱大椎穴，孩子體內的寒氣能夠迅速排出去，感冒就會很快緩解。

【消食導滯】

處理積食的中醫術語。因為積食的時候，食物垃圾會停滯、堆積在腸胃裏面，造成擁堵的情況，所以需要把這些食物垃圾排出體外，並恢復脾胃的消化、吸收能力，這種方法就叫消食導滯。

【溫中散寒】

中醫治療方法中的溫法之一。「中」指的是中焦，也就是脾胃。溫中散寒就是溫暖孩子的中焦脾胃，把裏面的寒氣排出去。

比較常見的是，夏天吃冰西瓜或突然進入空調環境裏面，寒邪直接傷及了脾胃，就可以用溫中散寒的方法祛除寒氣。

【南懷瑾臍貼】

佛學家、教育家、武術家南懷瑾老先生提倡的一種祛寒濕的方法。

南懷瑾臍貼製作非常方便，簡單來講就是按照桂圓肉 2 份、花椒 1 份、艾絨 1 份的比例，把它們放在一起搗碎，然後捏成一顆比鵪鶉蛋小一些的球絨，塞到孩子的肚臍裏，再用防過敏醫用膠布貼好就行了。

一般體質偏虛寒的孩子，晚上睡前貼，第二天早上撕下來；或於白天貼 4 小時，就要撕下來。貼一周停一周，循環下去。一般幾天以後，當觀察到孩子的肚子、手腳都開始變溫暖了的時候，就可以不貼了。

【「工」字形搓背（搓脊柱）】

小兒推拿的一種手法，方法及作用如下：

穴位定位：左右兩側脾俞、胃俞的連線和左右兩側肺俞的連線再加上脊柱的督脈，連起來就是一個「工」字。脾俞在第 11 胸椎棘突下，後正中線旁開 1.5 寸的位置。胃俞在第 12 胸椎棘突下，後正中線旁開

1.5 寸的位置。肺俞的定位，可以讓孩子把頭部向下垂，頸部即會突出一個高點，從此處向下數，數到第 3 節胸椎，旁開 1.5 寸的位置即是。

孩子姿勢：孩子俯臥在床上，露出背部，也可以隔着一層衣服搓。

操作方式：家長用手掌先來回搓脾俞、胃俞，再來回搓肺俞，最後來回搓脊柱的督脈。

作用：溫補脾胃，補虛。

【逆運內八卦】

小兒推拿手法之一。

穴位定位：在手掌面，以掌心為圓心，以圓心至中指根橫紋內 2/3 和外 1/3 交界點為半徑，畫一圓，內八卦穴即在此圓上。

握手姿勢：家長用一隻手握住孩子手指，或輕輕托住孩子的手掌，充分暴露內八卦穴。

操作方式：家長的拇指沿逆時針方向，也就是從大魚際朝向小魚際的方向畫圈。

作用：消除宿食。

【按揉板門】

小兒推拿手法之一。

穴位定位：在拇指指根下凹陷處，大魚際的中點。

握手姿勢：家長用一隻手輕輕捏住孩子的手掌，充分暴露板門穴。

操作方式：家長的拇指順時針或逆時針揉均可，並保持力度適中。

作用：消除積食，調補氣血。

【搓四橫紋】

小兒推拿手法之一。

穴位定位： 在手掌和手指相連接的一條線上，也就是位於食、中、無名、小指掌指關節屈側的橫紋處。

握手姿勢： 家長用一隻手輕輕握住孩子的四根手指，充分暴露四橫紋。

操作方式： 家長用拇指的橈側緣或指腹來回搓孩子的四橫紋，搓到手下有一種溫熱的感覺為止。

作用： 調和脾胃，消除積食。

【艾灸】

中醫針灸療法中的灸法。就是點燃艾條，通過艾葉燃燒而產生艾熱，刺激小孩子身體表面的穴位，激發氣血運行，從而達到防病治病的目的。

給小孩子艾灸，除了可用於治療外，還可以用於日常保健。

著者
羊爸爸

繪者
S. Yan

責任編輯
周嘉晴

裝幀設計
羅美齡

排版
陳章力

出版者
萬里機構出版有限公司
香港北角英皇道 499 號北角工業大廈 20 樓
電話：2564 7511　　傳真：2565 5539
電郵：info@wanlibk.com
網址：http://www.wanlibk.com
　　　http://www.facebook.com/wanlibk

發行者
香港聯合書刊物流有限公司
香港荃灣德士古道 220-248 號荃灣工業中心 16 樓
電話：2150 2100　　傳真：2407 3062
電郵：info@suplogistics.com.hk
網址：http://www.suplogistics.com.hk

承印者
寶華數碼印刷有限公司
香港柴灣吉勝街 45 號勝景工業大廈 4 樓 A 室

出版日期
二○二四年二月第一次印刷

規格
32 開（150 mm ×220mm）

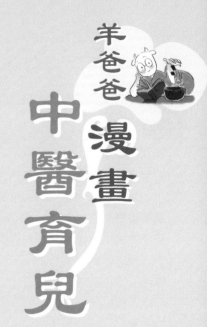

本書由浙江科學技術出版社有限公司正式授權，經由凱琳國際版權代理，
由萬里機構出版有限公司出版中文繁體字版本。非經書面同意，不得以任
何形式任意重製、轉載。